Andreas Ulmicher/Armin Ginschel

Power Food für die Psyche

Andreas Ulmicher/Armin Ginschel

Power Food für die Psyche

So essen Sie richtig bei Stress und Burnout

Omega

Bibliografische Information der Deutschen Bibliothek

Die Deutsche Bibliothek verzeichnet diese Publikation in
der Deutschen Nationalbibliografie;
detaillierte bibliografische Daten sind im Internet über
http://dnb.ddb.de abrufbar.

1. Auflage – August 2009

Copyright © 2009 Omega-Verlag

Lektorat: Gisela Bongart M.A.
Coverentwurf: Manfred Boelke– unter Verwendung von
Bildmaterial von Tobias Marx, Kavita/fotolia.de
Satz: Martin Meier

Druck: **FINIDR**, Český Těšín, Tschechische Republik

ISBN 978-3-930243-52-5

Dieses Buch wurde nach den Regeln der alten Rechtschreibung lektoriert.

Alle Rechte der Verbreitung, auch durch Funk, Fernsehen, fotomechanische Wiedergabe, Tonträger jeder Art, auszugsweisen Nachdruck und auf digitalem Wege, sind vorbehalten.

Omega®-Verlag, Gisela Bongart und Martin Meier (GbR)

D-52080 Aachen • Karlstr. 32
Tel: 0241-168 163 0 • Fax: 0241-168 163 3
e-mail: info@omega-verlag.de
www.omega-verlag.de

Inhalt

Haftungsausschluß 7

Vorwort 9

Teil I   Power Food für die Psyche – das Konzept

Wechselwirkungen zwischen Körper und Geist 12

Ein kleines Kapitel über den Stress 15

So funktioniert Power Food für die Psyche 25

Der Reiztyp 31

Der Anpassungstyp 39

Der Erschöpfungstyp 47

Finden Sie Ihren Typ 54

Das ist wichtig für den Reiztyp 68

Das ist wichtig für den Anpassungstyp 86

Das ist wichtig für den Erschöpfungstyp 105

Das ist wichtig, wenn Sie Vegetarier sind 124

Der Orangensaft-Test 133

Weitere wichtige Details 135

Teil II Power Food für die Psyche – die Rezepte

Vorwort zum Rezeptteil von Armin Ginschel	146
Inhaltsübersicht Rezeptteil	148
Rezepte	150
Glossar (Rezeptteil)	276
Ein Wort zum Schluß	284
Glossar (allgemeiner Teil)	286
Weiterführende Literatur	292
Über die Autoren	296

Haftungsausschluß

Power Food für die Psyche wurde vom Autor konzipiert, um Stimmungsschwankungen, Schwankungen im Energiehaushalt, Ungleichgewichte und Einseitigkeiten im Stoffwechsel und deren Auswirkungen auf die Psyche abzumildern oder auszugleichen. Es dient der Gewinnung von geistiger Klarheit, Konzentrationskraft, mentaler Ausdauer, Nervenstärke und Gelassenheit. Es soll seinen Anwender unabhängig machen von legalen Stimulanzien, Aufputschmitteln, Beruhigungsmitteln, Reizmitteln wie Kaffee, Traubenzucker, Energiesnacks und -drinks, Alkohol zur bewußten Dämpfung, Sedierung und Beruhigung.

Power Food für die Psyche dient nicht der spirituellen Entwicklung, dem spirituellen Wachstum, der Vergeistigung oder der Erleuchtung. Es ist dazu gedacht, sich besser mit der hektischen, von Streß geprägten Welt arrangieren zu können und in ihr optimal zurechtzukommen. Verbesserte allgemeine Gesundheit, Gewichtsabnahme bei Übergewichtigen, Gewichtszunahme bei Untergewichtigen und die Verbesserung chronischer, langjähriger Beschwerden können, müssen sich bei Einhalten dieser Diät aber nicht als Nebeneffekt einstellen.

Power Food für die Psyche soll bei Burnout und Depression die körperlichen und geistigen Kräfte wiedererwecken, psychische Stabilität bei Überforderung, Ärger und Angst herstellen und innere Unruhe durch Streß mildern. Es funktioniert optimal in Kombination mit moderaten Bewegungsübungen und aktiver Entspannung.

Ich habe meine Ernährungsempfehlungen nach bestem Wissen und Gewissen sowie nach langjähriger Beobachtung und Erfahrung zusammengestellt. Dennoch kann es sein, daß das Programm bei dem einen oder anderen vielleicht nicht zu den gewünschten Ergebnissen führt. In diesem Falle empfehle ich Ihnen, sich mit mir in Verbindung zu setzen.

Daß dem Anwender aus der Befolgung meiner Empfehlungen ein Schaden entsteht, halte ich für ausgeschlossen. Dennoch erkläre ich vorsorglich, daß ich für Probleme, die sich aus der Befolgung meines Programms ergeben, nicht haftbar zu machen bin.

Die Anwendung des Programms alleine kann und wird wahrscheinlich nicht helfen können, wenn Sie unter verschreibungspflichtigen Medikamenten oder unter Drogen stehen. Dazu zählen insbesondere (aber nicht ausschließlich) Aufputschmittel, Beruhigungsmittel, Schlafmittel, Antidepressiva, Anti-Epileptika, Ritalin, psychedelische Drogen, Schmerzmittel. Wenden Sie sich in diesem Fall an einen Arzt beziehungsweise eine Drogenberatungsstelle.

Wenn Sie Fragen, Probleme, Anmerkungen, Verbesserungsvorschläge haben, dürfen Sie mir gerne schreiben (meine E-Mail-Adresse finden Sie am Ende des Buches).

Vorwort

Viele Menschen sind heute überreizt und aufgedreht. Sie können ohne ein Bier oder eine Tafel Schokolade gar nicht mehr abschalten. Andere wiederum erleben Schwankungen im Energiehaushalt. In einem Moment noch voll da, scheint es im nächsten Augenblick, als habe bei ihnen jemand den Stecker gezogen, die Luft ist raus. Und es gibt Menschen, die bereits an ihre Grenzen gekommen, ausgebrannt sind und sich mit aufputschenden Gewohnheitsmitteln lustlos, aber dennoch pflichtbewußt irgendwie durch den Tag quälen.

Ihnen allen kann geholfen werden – wenn auch nicht allen mit denselben Rezepten. Ein Manager-Typ, der immer auf dem Sprung ist, immer aufgedreht und ständig bereit, mental (manchmal auch körperlich) die Eigernordwand zu erklimmen, braucht etwas ganz anderes, um sein persönliches Gleichgewicht wiederherzustellen, als der depressive, treusorgende Familienvater mit Burnout-Syndrom.

Wenn Sie arbeitswütig sind und überhaupt nicht mehr abschalten können, am Wochenende meinen, auf sportliche Rekordjagd gehen zu müssen, um sich nicht zu langweilen, dann denken Sie nur, daß sie gesünder und fitter sind als jemand, der sich mit Ach und Krach durch den Alltag quält und sich am Wochenende zu nichts mehr aufraffen kann. Denn Ihr Stoffwechsel ist genauso aus dem Gleichgewicht geraten wie der des Burnout-Geplagten, nur eben anders.

Power Food für die Psyche ist dazu konzipiert, sich das vermißte Gleichgewicht wieder anzuessen. Sie können mit jeder Gabel, die Sie in den Mund führen, entweder immer entspannter werden oder die schmerzlich vermißte Lebensenergie mehr und mehr zurückgewinnen. Mit meinem Konzept können Sie über Ihren Körper auf Ihre mentale Verfassung und ein Stück weit auch auf Ihre Emotionen einwirken. Um dieses Konzept zu verstehen, müssen Sie allerdings die Hintergründe kennen: die Wechselwirkungen zwischen Körper und Geist ...

TEIL I

Power Food für die Psyche

Das Konzept

Wechselwirkungen zwischen Körper und Geist

Ich möchte unter anderem dazu beitragen, daß Ihre Gewohnheitsmittel wieder zu Genußmitteln werden, so daß Sie zum Beispiel Ihren Espresso nicht mehr brauchen, sondern hin und wieder in vollen Zügen genießen können. Was Sie im Gegensatz dazu tatsächlich brauchen, sind Lebensmittel, die Sie nähren, Ihren Stoffwechsel am Laufen halten und Ihnen echte Energie geben.

Sie denken, daß man einer Tasse Kaffee einen anregenden Effekt zusprechen kann, nicht aber einem Stück Rindfleisch? Daß Bier entspannt, nicht aber Amaranth-Müsli oder Obst? Daß Sie Schokolade brauchen, um einen Endorphin–Schub zu bekommen? Damit liegen Sie nicht so ganz richtig. Die anregende Wirkung des Kaffees oder die entspannende des Feierabendbiers merken Sie sofort, binnen weniger Minuten. Die Wirkung von Müsli, Steak, Erdbeeren oder Nudeln nicht, jedenfalls nicht nach Minuten. Doch ich kann Ihnen aus eigener Erfahrung versichern, daß Sie bei einer Ernährungsumstellung bereits nach wenigen Tagen Änderungen nicht nur in Ihrem körperlichen, sondern auch in Ihrem emotionalen und geistigen Befinden, in Ihrer Stimmung und Ihrem Energieniveau bemerken werden. Denn Körper und Geist beeinflussen sich wechselseitig.

Stellen Sie sich vor, Sie bereiten sich auf eine wichtige Prüfung vor (Universitätsabschluß, Meisterprüfung, Berufseingangsprüfung, Führerscheinprüfung o.ä.). Sie lernen, konzentrieren sich und sind auch wirklich gut dabei – doch in den letzten Tagen und Stunden vor der Prüfung verläßt Sie der Mut, Sie werden nervös. Ihr Magen krampft sich zusammen, Sie bekommen Bauchschmerzen, Schweißausbrüche und schließlich Durchfall wie bei einer Magen-Darmgrippe. Dies ist ein klassisches Negativbeispiel für eine Geist-Körper-Wirkung: Obwohl Sie nichts Schlechtes gegessen haben und auch kein Virus in Ihnen wütet, ist es eindeutig Ihr Körper, der reagiert – mit konkreten, handfesten Symptomen.

Ein anderes Beispiel: Sie gehen abends in eine öffentliche Sauna. Nach zwei Sauna-Gängen setzen Sie sich an die Theke und trinken ein Bier, alkoholfrei versteht sich – natürlich! Denn um die negative Wirkung des Alkohols in Verbindung mit der Sauna sind Sie hinreichend aufgeklärt. Doch obwohl das Bier alkoholfrei ist und Sie wirklich nur eins getrunken haben, werden Sie schon beim dritten Saunagang bleiern müde, und zwar so müde, daß Sie den Sauna-Abend vorzeitig beenden und sich wirklich sehr zusammenreißen müssen, um noch nach Hause fahren zu können. Dies war etwas zu viel des Guten, denn Hopfen und Malz plus Sauna sind auch ohne Alkoholzugabe so stark entspannend, daß man darüber leicht ins Trudeln kommen kann. Dies als ein Beispiel für eine physische Reaktion des Körpers auf eine physische Ursache.

Natürlich kann auch der Geist auf den Geist einwirken ebenso wie der Körper auf den Geist. Voller Bauch studiert nicht gern! Ißt man viel, schlägt sich das auf die Konzentrations- und Merkfähigkeit nieder. Eine anders geartete Einwirkung auf die geistige Verfassung hat der Verzehr von Schokolade, die ja glücklich machen soll – allerdings nur flüchtig. Im weiteren Verlauf des Buches möchte ich Ihnen zeigen, wie Sie über die richtige Ernährung Körper **und** Geist harmonisieren und stabilisieren können.

Und wie Sie noch sehen werden, kann man mit dem richtigen Essen und Trinken wunderbar entstressen, ohne auf Genuß verzichten zu müssen.

Ein kleines Kapitel über den Streß

Was ist Streß? Im Grunde genommen kann man darunter alles verstehen, was den Organismus auf irgendeine Weise zu Höchstleistungen anregt. An sich ist Streß ein neutraler Reiz, der bestimmte Stoffwechselreaktionen im Körper hervorruft. Dabei lassen sich viele Unterteilungen vornehmen – subjektive wie objektive.

Ein weit verbreitetes Vorurteil ist, daß Streß immer negativ sein müsse. Doch das stimmt so nicht ganz. Auch ein positiver Reiz kann in unserem Organismus gleiche oder ähnliche Reaktionen auslösen wie ein negativer Reiz. Nur daß dieser Reiz einen anderen „Wahrnehmungsfilter" passiert und so als angenehm empfunden wird. Ein und derselbe Reiz kann sogar auf eine Person positiv und auf eine andere negativ wirken – auch wenn beide durch den Reiz angeregt werden. Beispielsweise findet ein passionierter Kletterer die Aussicht, einen Hang der Schwierigkeitsstufe 6 ohne Sicherung zu erklimmen, als (im positiven Sinne) aufregend, wohingegen Sie einen Otto-Normalverbraucher mit dieser Vorstellung schlicht in Panik versetzen können.

Es gibt sogar eine Hypothese, derzufolge allein die (subjektiv wahrgenommene) Stärke eines Streßreizes darüber entscheidet, ob er als angenehm oder unangenehm empfunden wird. Frei nach Paracelsus: Nur die Dosis macht das Gift. Einige Menschen vertragen eine große Dosis „Gift", andere nur eine sehr kleine.

Ein weiteres Vorurteil im Umgang mit Streß ist die Vorstellung, er wäre irgend etwas Psychisches. Streß kann von der Psyche, aber auch vom Körper ausgehen. Letzteres zeigt sich zum

Beispiel beim „oxidativen Streß" – ein Begriff, der derzeit in aller Munde ist. Dabei attackieren sogenannte freie Radikale fortwährend unsere Zellen und lassen sie „rosten"– sie oxidieren. Dagegen helfen Antioxidantien, das sind Stoffe, die freie Radikale chemisch neutralisieren. Auf dem bunten, großen Markt der Nahrungsergänzungsmittel werden diese Stoffe derzeit besonders intensiv angepriesen, sozusagen als Antwort ganzheitlicher Gesundheitsberater auf die „Streßinflation" unserer Zeit.

Streß kann uns von überall, aus allen Richtungen attackieren. Manchmal so subtil, daß wir gar nicht an eine Streßsituation für den Körper glauben oder wir den Reiz nicht einmal bewußt wahrnehmen. Dennoch arbeitet er in uns und ist vielleicht das Tüpfelchen auf dem „i", das uns eines Tages, irgendwann aus der Bahn wirft. Vielleicht sind wir uns der psychischen (mentalen und emotionalen) Streßreize sogar bewußt, nehmen aber die physischen nicht wahr, obwohl wir ihnen jeden Tag ausgesetzt sind: Lärm, schlechte Ernährung oder sogenannte Krankheitsherde wie beispielsweise tote Zähne oder chronisch vereiterte Mandeln.

Manchmal denken wir auch, wir könnten all den negativen Streß (auch „Di–Streß" genannt), dem wir tagtäglich ausgesetzt sind, mit positivem oder „Eu–Streß" irgendwie ausgleichen. Die Wahrheit ist allerdings wesentlich komplizierter, und ein solch naiver Ausgleichsversuch beschert uns oftmals und ohne daß wir wirklich darauf eingestellt sind eines Tages die Quittung.

Doch wie gesagt: Streß ist nicht nur negativ. Er ist in Verruf gekommen, doch im Grunde genommen ist Streß so etwas wie der Motor unserer körperlichen und geistigen Weiterentwicklung. Hätten wir niemals Streß gehabt, würden wir heute immer noch in Höhlen sitzen und hätten wahrscheinlich ein (gewachsenes) Fell.

In diesem Zusammenhang können wir auch den Mythos vom Garten Eden in neuem Licht betrachten: Die Vertreibung aus dem Paradies (in die Welt des Stresses) ist wohl als Sinnbild für den Beginn unserer Evolution zu sehen. Denn Streß läßt uns über uns hinauswachsen, beflügelt uns, verleiht uns ungeahnte Kräfte – in der richtigen Dosierung wohlgemerkt.

Zu wenig Streß läßt uns in Lethargie versinken, zu viel Streß macht uns fahrig, hektisch, aggressiv oder unkoordiniert, oder wir verzetteln uns. Oder er blockiert uns und verursacht einen Blackout im Gehirn. All diesen Facetten lassen sich bestimmte Stoffwechselvorgänge zuordnen, ebenso bestimmte psychische, emotionale und mentale Reaktionsmuster. Deswegen sind wir in der Lage, diese Dinge für ein ganzheitliches Streßbild miteinander zu verknüpfen und die Geheimnisse richtiger Ernährung und Nahrungsergänzung individuell auf jeden „Streßtyp" sowie auf jede Situation und Belastung abzustimmen.

In unserer heutigen Zeit scheint sich der Streß zu einer unzumutbaren Belastung auszuwachsen. Ob es allerdings wirklich die Intensität des Stresses ist, der uns in Schwierigkeiten bringt, wage ich zu bezweifeln. Denn die war zu anderen Zeiten sicherlich stärker als heute. Die meisten gesundheitlichen Probleme des modernen Menschen – Gereiztheit, Stimmungsschwankungen, Burnout-Syndrom und chronische Krankheiten – sind sicherlich zumindest teilweise Teil auf die Chronifizierung des Stresses zurückzuführen. Egal wo wir sind und was wir machen: Wir können dem Streß nie so ganz entkommen. Ironischerweise laden sich sogenannte Leistungsträger der Gesellschaft bei dem (ärztlicherseits verordneten) Versuch, Streß abzubauen, noch mehr Streß auf.

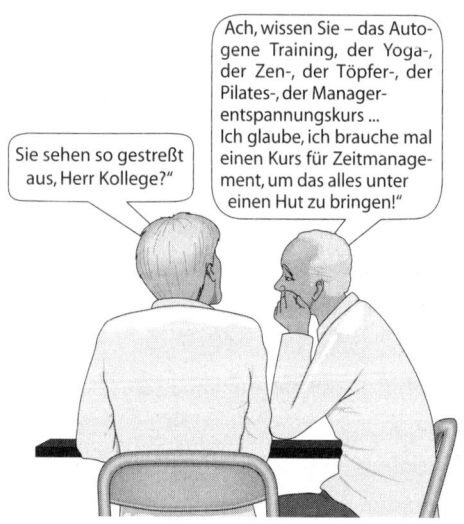

Das Positive ist, daß wir über die Nahrung unseren Stoffwechsel und damit einen großen Teil der streßbedingten Folgen – egal, ob mental oder physisch bedingt – ausgleichen können, sofern wir wissen, wie. Dazu müssen wir erst einmal verstehen, wie Streß an sich überhaupt „funktioniert".

Was macht Streß?

Streß aktiviert bestimmte Bereiche unseres Stoffwechsels und schwächt damit relativ gesehen andere. Jeder Streßreiz kommt beim autonomen Nervensystem an, das aus zwei Nervensträngen besteht: dem Sympathikus und dem Parasympathikus. (Streng wissenschaftlich genommen sind es drei, aber zwei davon arbeiten sehr eng zusammen, so daß sie in einem Hilfsmodell als einer aufgefaßt werden.)

Das autonome (oder vegetative) Nervensystem steuert Vorgänge in unserem Körper, auf die wir bewußt keinen Einfluß haben. Grob gesagt regelt es, wohin die verfügbare Energie gehen soll. Der eine Zweig, der Sympathikus, verteilt die Energie im Körper so, daß wir bereit für Aktion sind – er regt uns also an. Der andere Zweig, der Parasympathikus („Para" heißt er, weil er anatomisch neben dem Sympathikus liegt), sorgt für die kleinen und großen Verschnaufpausen im Leben (die freiwilligen wie die erzwungenen), das heißt er entspannt uns.

Streß aktiviert den Sympathikus, der deswegen auch als Streßnerv bezeichnet wird. Er steht in direkter Verbindung mit dem Hypothalamus, der großen Zentrale aller Hormondrüsen. Dieser wieder hält engen Kontakt mit der Hypophyse, der Hirnanhangdrüse, die ich gerne als „großen Verteiler" bezeichne. Diese Drüse wiederum kommuniziert mit der Nebenniere, dem Organ, das den ganzen Streß im Körper, woher er auch kommen mag, sozusagen hormonell verwaltet. Wenn ich in meiner Praxis mit chronisch Kranken arbeite, muß ich fast immer die Nebenniere mitbehandeln, da sie durch das geballte, oft jahrelange Streßmanagement im Körper überfordert und erschöpft ist.

Die Nebenniere setzt die Streßhormone frei. Diese machen uns aufmerksam, führen zu erhöhter Konzentration, Wachheit, mehr Energie und stärkerer Muskelspannung. Eine Gruppe von Streßhormonen feuert zusätzlich die „unspezifische Abwehr" im Körper an – dies aber nur für eine kurze Zeit, bevor andere Hormone ins Spiel kommen, die das Immunsystem eher unterdrücken. Unter chronischem Streß bekommen wir leicht eine Erkältung. Sogar der „gesunde" Sport kann zu Streß werden – wenn wir ihn im Übermaß, auf Leistungsniveau, betreiben. Denn eigentlich will unser Körper nur spazierengehen, und gelegentlich, aber wirklich nur sehr gelegentlich, will er (vor einem Raubtier davon-) laufen.

In jedem Fall aber wird Energie im Körper gelenkt – an einer Stelle mehr, an der anderen weniger. Ist der Streßnerv aktiv, geht die Energie unseres Körpers in das Herz-Kreislaufsystem, in die Muskulatur, die Atmung, und es wird mehr Zucker aus den Zelldepots freigesetzt, was zu einer Erhöhung des Blutzuckerspiegels führt. Diese Energie fehlt dann allerdings anderenorts: bei der Verdauung, der Energiegewinnung, den Enzymen, im Immunsystem. Wenn irgendwo etwas zuviel ist, ist etwas anderes zu wenig da – es kommt zu einem Ungleichgewicht. Da aber alles in der Natur den Ausgleich sucht, wird früher oder später eine Zeit kommen, in der eine Gegenbewegung im Körper stattfindet – naturgemäß dann, wenn der Streßreiz einmal nachläßt oder gar verschwindet. Dann sorgt der Parasympathikus für Ausgleich – oder besser gesagt: er sollte es.

Da Streß aber heute, wie wir weiter oben schon festgestellt haben, oft chronischer Natur ist, hat unser Erholungsnerv namens Parasympathikus keine Gelegenheit, sich endlich mal in den Vordergrund zu spielen. Und hier greift der Organismus zu einem Trick: Mittel- bis langfristig schwächt er den Sympathikus, damit über diese Ebene ein erzwungener Ausgleich erzielt wird und der Erholungsnerv trotz anhaltenden Stresses endlich dominant und damit aktiv werden kann. Das Ergebnis dieses Prozesses ist Wissenschaftlern, Medizinern und Psychologen heute unter Namen wie Burnout-Syndrom (auf geistiger Ebene) sowie chronisches Erschöpfungssyndrom (auf Körperebene) bekannt. Und da diese modernen Erkrankungen immer häufiger auftreten, sieht es wohl so aus, als sei die Leistungsgesellschaft damit an ihren Grenzen angelangt.

Interessanterweise hören oder lesen wir häufig von Persönlichkeiten des öffentlichen Lebens und von Prominenten, die hinterrücks von dieser Erscheinung eingeholt werden. Offensichtlich produziert der Erwartungsdruck, der auf den Schultern der wichtigen Personen ruht, einen dergestalt massiven chronischen Streßreiz, daß der Betroffene schneller ausbrennt als jemand, der ein normales Leben mit allen ebenso normalen Sorgen und Nöten des Alltags führt. Obwohl es natürlich grundsätzlich bei allen Menschen zum Burnout-Syndrom kommen kann.

Auch Körper-Streß oder anhaltender oxidativer Streß kann langfristig zur Erschöpfung führen. Beispielsweise sind beim chronischen Erschöpfungssyndrom oft Viren mit im Spiel. Deren Stoffwechselprodukte verursachen oxidativen- oder Zellstreß. Der Körper wird in einen permanenten Alarmzustand versetzt, brennt aber langfristig aus.

Wenn Menschen chronisch müde, erschöpft und ausgebrannt sind, obwohl sie objektiv gesehen vielleicht keine großen Probleme haben und auch keine hohe Verantwortung auf ihren Schultern lastet, sollte man es nicht versäumen, auf der körperlichen Ebene nachzuforschen, was los sein könnte. Gerade „Kleinigkeiten" entpuppen sich hier oft als die wahren Übeltäter, weil man sie eigentlich gar nicht bemerkt, und doch ist die Belastung, die von ihnen ausgeht, immer präsent und wirkt. Es sind kariöse oder tote Zähne, Wurzelkanalbehandlungen, chronisch vereiterte Mandeln , derer sich die Naturheilkunde gerne und intensiv annimmt.

Wie Sie aus dieser kleinen Betrachtung sehen können, hat Streß viele Facetten. In irgendeiner Spielart betrifft er jeden von uns, und niemand kann sich ihm vollkommen entziehen. Viel von unserem Wohlbefinden steht und fällt jedoch damit, wie wir Streß tolerieren.

Dünnes Fell oder Nerven wie Drahtseile?

Wie ich schon in meinem Buch *Das Kaktusprinzip. Die Wissenschaft vom dicken Fell* beschrieben habe, gibt es einen „Wahrnehmungsfilter" in uns, der fleißig sortiert. Er unterscheidet zwischen Situationen, in denen der Streßnerv inaktiv bleiben kann, die uns nicht weiter kratzen, und solchen, die den Streß-Notfallplan unseres Körpers aktivieren, die uns also in Unruhe oder gar Panik versetzen. Welche von den Situationen allerdings auf den Stapel „immer schön ruhig bleiben" und welche auf den Stapel „Adrenalinschub" abgelegt werden, das heißt, ab wann eine Situation Streß erzeugt, hängt von der Erregbarkeit der Nerven des autonomen Nervensystems ab. Da gibt es die Sensibelchen, die wegen einer Kleinigkeit sofort in Aufruhr geraten. Sie sind vegetativ leicht erregbar. Und dann gibt es die, die Nerven wie Stahlseile haben. Sie sind vegetativ nur schwer erregbar.

In unserer streßreichen Welt haben die Sensiblen alle Nachteile auf ihrer Seite. Unter Dauerstreß wird ihr vegetatives Nervensystem ständig erregt, sie sind dauernd angespannt, stehen permanent unter Strom und erschöpfen auch schneller, sind anfälliger für ein Burnout-Syndrom. Die Diagnose „Vegetative Dystonie" wird sehr gerne von Ärzten gestellt, wenn ein Patient zwar über alles mögliche klagt, der Arzt aber keine (organische) Ursache finden kann. Bis zu einem gewissen Grad ist vegetative Stabilität trainierbar oder erlernbar. Nicht jeder kann Nerven wie Stahlseile entwickeln. Aber jeder kann sich ein dickeres Fell antraineren, wie ich im *Kaktusprinzip* dargelegt habe. Jede Persönlichkeit ist ein Stück weit in ihre innere Mitte zurückführbar – wie sensibel sie auch immer sein mag.

Eine ganzheitliche Gesundheitsvorsorge der Zukunft wird sich wohl oder übel mit der „Wissenschaft vom dicken Fell" befassen müssen, denn das Ungleichgewicht des vegetativen Nervensystems verursacht nun mal mittel- bis langfristig ein Ungleichgewicht im Stoffwechsel. Und je stärkeren Schwankungen jemand diesbezüglich ausgesetzt ist, desto schlechter wird auch seine körperliche Gesundheit ausfallen.

Das Burnout-Syndrom, zu dem gerade die sensiblen Menschen häufig neigen, ist keineswegs nur eine psychologische Befindlichkeitsstörung. Es drückt sich auch in hartnäckigen, massiven körperlichen und teilweise therapieresistenten Beschwerden aus. Auch klagen „vegetativ sensible" Personen oft über funktionelle Beschwerden wie Reizdarm, Herzrhythmusstörungen, Spannungskopfschmerzen, Reizblase und andere. Überdies werden vegetativ sensible Menschen auch schneller organisch krank. Wenn Sie Situationen wie das Steckenbleiben eines Fahrstuhls als lebensbedrohlich empfinden, werden viele Momente des Alltags starke Streßreaktionen in Ihrem Körper auslösen, die den Stoffwechsel permanent ins Ungleichgewicht bringen. Der Organismus muß dann versuchen, das Gleichgewicht mittelfristig wieder herzustellen, was zwar möglich, aber in Bezug auf den Allgemeinzustand mit massiven Nachteilen verbunden ist. Deshalb sollte jeder, der bemerkt, daß ihn Streß körperlich und psychisch belastet, versuchen, diese Belastung mithilfe eines ganzheitlichen Konzeptes zu neutralisieren.

Die meisten von uns versuchen permanent, sich mit Stimulanzien irgendwie der Situation anzupassen. Interessanterweise erregt gerade, während ich diese Zeilen schreibe, eine neue Diskussion im Gesundheitsbereich Aufmerksamkeit: Zwei Millionen Menschen helfen Ihrer Leistungsfähigkeit bei der Arbeit mit Medikamenten nach. Das ist, wenn Sie mich fragen, eine sehr erschreckende Bilanz!

Wie funktioniert nun *Power Food für die Psyche*? Bei Streßbelastungen und deren Wirkung auf den Menschen gehen wir von drei Grundzuständen aus, zwischen denen es allerdings fließende Übergänge gibt: einem **Reizzustand**, bei dem Streß permanent den Sympathikus (und die Nebennieren) stimuliert, so daß dieser gegenüber dem Erholungsnerv Parasympathikus dominant wird. Ferner gibt es einen **Anpassungszustand**, bei dem der Körper versucht, dem vernachlässigten Bereich der Erholung wieder Raum zu verschaffen. Dabei wechselt sich der Reizzustand mit dem Erholungszustand ab – allerdings nicht immer wie von der betroffenen Person geplant oder gewünscht. Dieser Zustand dürfte in der Praxis am häufigsten vorkommen. Dann gibt es noch den **Erschöpfungszustand**, bei dem der Parasympathikus aufgrund der totalen Erschöpfung des Streßnervs Sympathikus zwangsläufig dominant wird. Dieser Zustand geht oft mit Burnout-Syndrom, chronischem Erschöpfungssyndrom, Depression oder chronischer Krankheit einher.

Im folgenden Kapitel werden Sie lesen, wie sich diese drei Zustände durch angepaßte Ernährung beeinflussen lassen, bevor wir schließlich „in medias res" gehen werden.

So funktioniert Power Food für die Psyche

Wenn Sie unter akutem Streß stehen, mobilisiert der Körper seine Reserven: Blutdruck, Blutzucker und Muskelspannung steigen. Das Herz schlägt schneller. Sie werden wacher, aufmerksamer und leistungsbereiter. Der Körper kann eine Weile in diesem Zustand verharren, wobei die Zeitspanne, in der er das kann, vom Grundtyp abhängt. Aber Streß ist heutzutage chronisch, und die natürlichen Mechanismen, die dem Körper zu mehr Energie verhelfen, stoßen irgendwann an ihre Grenzen.

Sie müssen sich das ganze vorstellen wie bei einer Wippe. Auf der einen Seite haben Sie ein dünnes, aber kräftiges, drahtiges und muskulöses Kind. Dieses Kind ist aggressiv, nervös und ständig in Unruhe. Es hat den unbedingten Willen zu gewinnen. Es bewegt sich und versucht ständig die Wippe auf seiner Seite nach unten zu drücken. Auf der anderen Seite der Wippe sitzt ein dickes, molliges, gemütliches, ständig lachendes Kind. Es wiegt mehr als das dünne, nervöse Kind und kann daher sozusagen teilnahmslos auf der Wippe verharren, bis dem dünnen Kind auf der anderen Seite die Energie ausgeht.

Durch seine Bewegungen kann das dünne Kind die Wippe auf seiner Seite eine Weile unten halten, aber nicht lange. Irgendwann wird sie zu pendeln anfangen, das dünne Kind kommt nach oben, wehrt sich dagegen, kann die Wippe wieder für einige Zeit durch seine Bewegungen nach unten drücken, aber dann geht sie automatisch wieder nach oben. Schließlich ist das dünne Kind erschöpft, und die Schwerkraft läßt das dicke Kind gewinnen.

Genauso müssen Sie sich das Zusammenspiel des Streßnervs (Sympathikus) und des Erholungsnervs (Parasympathikus) in Ihrem Stoffwechsel vorstellen. Das dünne, kräftige, sportliche Kind ist der Sympathikus. Das dicke, gemütliche Kind ist der Parasympathikus. Die Wippe symbolisiert das Gleichgewicht zwischen den beiden. Die Versuche des dünnen Kindes, die Wippe auf seiner Seite unten zu halten, sind sein Kampf gegen die Streßreize.

Streß bewegt den Organismus dazu, Energie freizusetzen. Dafür ist der Sympathikus zuständig. Er beeinflußt die linke Gehirnhälfte (Verstand und analytisches Denken), das Herz und das Herz-Kreislauf-System sowie die Schilddrüse, Blase, Prostata, Knochen, Nebenniere und bewirkt eine Steigerung des Blutzuckerspiegels.

Die freigesetzte Energie muß sich der Körper irgendwann wieder zurückholen. Das nennt man Energiegewinnung. Und die managed der Parasympathikus, indem er das lymphatische System, die Verdauung, das Immunsystem, die rechte Gehirnhälfte (Gefühl und ganzheitliches Denken) und die Lunge aktiviert.

Überlebenswichtig ist für uns, daß zwischen Energiegewinnung und Energiefreisetzung ein Gleichgewicht herrscht. Dieses drückt sich darin aus, daß einer Phase der Energiefreisetzung (wie z.B. unter Streß) eine Phase der Energiegewinnung folgt (Erholung). Unsere Vorfahren kannten diesen harmonischen Zustand noch, solange sie nicht unmittelbar in ihrer Existenz bedroht waren, z.B. durch Hungersnot, Krieg oder Fronarbeit. Heute verharren die mit Abstand meisten von uns mehr oder weniger lange im Zustand der Energiefreisetzung, da sie durch die verschiedenen

Arten von Streß dazu gezwungen sind. Das macht der Organismus jedoch nur eine Zeitlang mit. Irgendwann muß sich jeder seine freigesetzte und damit verlorene Energie zurückholen, der Körper schaltet auf Energiegewinnung um – zunächst ab und an (Anpassungszustand), schließlich permanent (Erschöpfungszustand).

Bevor Abhilfe geschaffen werden kann, muß immer zunächst der aktuelle Ist–Zustand berücksichtigt werden. Im Bild der Kinder auf der Wippe stellt sich das so dar:

Zustand	Wie stellt sich dies dar?	Maßnahmen: Was ist zu tun?
Reizzustand (Energiefreisetzung dominiert)	Das dünne Kind tobt, springt auf der Wippe herum und hält mit all seiner Kraft die Wippe unten.	Wir müssen das dünne Kind beruhigen.
Anpassungszustand (Energiegewinnung wird phasenweise dominant)	Das dünne Kind kämpft, müht sich ab, verliert aber nach und nach seine Kräfte, die Wippe schwankt.	Wir müssen dem dünnen Kind beibringen, seine Kräfte besser und gleichmäßiger einzuteilen.
Erschöpfungszustand (Energiegewinnung wird dauerhaft dominant)	Das dünne Kind verliert seine Kraft und kann die Wippe nicht mehr nach unten drücken, daher wird es nach oben gedrückt.	Wir müssen das dünne Kind kräftigen und aufbauen (zunehmen lassen).

Durch intelligente Wahl unserer Nahrungsmittel können wir das dünne Kind (den Sympathikus) je nach Situation beruhigen, ihm beibringen, seine Kräfte gleichmäßiger einzuteilen, oder es kräftigen. Es geht darum, die Energiefreisetzung des Organismus in bestimmten Situationen zu drosseln, in anderen generell etwas gleichmäßiger ausfallen zu lassen oder sie zu reaktivieren. Das funktioniert, indem Sie die Anteile verschiedener Nährstoffgruppen gezielt steigern oder reduzieren.

Eiweiß hat die Eigenschaft, die Energiefreisetzung oder den Sympathikus zu stärken, oder, um im obigen Bild zu bleiben, das dünne Kind kräftiger zu machen. Eiweiß kommt in Fleisch, Fisch, Eiern, Milchprodukten, vielen Hülsenfrüchten und in Seitan vor. Ein insbesondere in den letzten drei Jahren im TV angepriesenes Nahrungsergänzungspräparat setzt gezielt auf eine Kombination aus Vitamin B_{12} und Eiweißbausteinen, um dieses System der Energiefreisetzung zu kräftigen und einen Zustand körperlicher und geistiger Erschöpfung zu beheben.

Fett hat verschiedene Eigenschaften, wovon einige teilweise über den Hormonhaushalt Einfluß auf Energiegewinnung und Energiefreisetzung nehmen. Es macht fettlösliche Vitamine für den Körper nutzbar. Durch Fette lassen sich gewisse Schwankungen im Energiehaushalt mildern, und bestimmte Fette steuern die Arbeit des zentralen und vegetativen Nervensystems, die Bildung von Gewebs-, Geschlechts- und anderen Hormonen sowie von Nervenbotenstoffen. Sie sind wichtig für die Barrierefunktion der Zelle und entscheiden auch über den Stofftransport. Fett kommt vor allem in Sahne, Butter, Nüssen, Samen, Ölen, Kokosfett vor. Es gibt verschiedene Arten von Fetten. Bei den Ernährungsregeln für die verschiedenen Stoffwechseltypen werde ich noch ausführlicher darauf zu sprechen kommen.

Kohlenhydrate wirken vor allem dämpfend auf den Sympathikus (die Energiefreisetzung oder das „dünne Kind"). Schon seit geraumer Zeit gibt es Untersuchungen, denen zufolge eine kohlenhydratreiche, aber eiweißarme Diät (z.B. eine vegetarische

Diät) gewaltbereite und aggressive Menschen, z.B. Gefängnisinsassen, ausgeglichener macht. Kohlenhydrate sind unser wichtigster Energielieferant, allerdings werden sie, wenn sie nicht unmittelbar gebraucht werden, vom Körper in Speicherfett umgewandelt. Sie kommen vor allem in Gemüse, Obst, Salaten, allen Getreidearten (und damit auch allen Teigwaren), einigen Hülsenfrüchten, Kartoffeln, Reis, in den meisten pflanzlichen Nahrungsmitteln und allem, was daraus hergestellt wird, vor, zum Beispiel auch in Säften von Obst und Gemüse oder in Zucker, Honig, Süßem allgemein.

Für unsere Zwecke müssen wir noch einmal zwischen stärkereichen und stärkearmen Kohlenhydraten unterscheiden. Stärkereich sind vor allem Getreide, Kartoffeln, Reis, einige Obstsorten, einige wenige Gemüsesorten. Stärkearm sind viele andere Gemüsesorten, einige Obstsorten und Salate.

Festzulegen, wieviel man von welcher Nährstoffgruppe braucht, ist nicht ganz einfach, da ja auch noch der individuelle Vitaminbedarf zu berücksichtigen ist. So müssen in manchen Fällen (z.B. in der fortgeschrittenen Erschöpfungsphase) rund zwei Drittel der gesamten Energie (Kalorien) aus Eiweiß und Fett gewonnen werden, um die Energiefreisetzung wieder zu stärken. Allerdings sollte man sich auch nicht mit Eiweiß überladen, da dies schädlich ist. Hier kommen die stärkearmen Kohlenhydrate ins Spiel, die eine geringere Energiedichte haben als die stärkereichen.

Die verschiedenen Anteile der Nährstoffgruppen sollen je nachdem gezielt den Aktivitätsnerv stärken oder dämpfen. Manchmal kommt es darauf an, Schwankungen im Energiehaushalt und in den Stimmungen auszugleichen oder zu reduzieren.

Dies geschieht ebenfalls über die gezielte Zufuhr der stärkearmen Kohlenhydrate, die zusammen mit bestimmten Fetten und einem gewissen Eiweißanteil, der möglichst bei jeder Mahlzeit vorhanden sein sollte, das allgemeine Energieniveau gleichmäßiger werden lassen. Diese Regeln treffen nicht auf alle Menschen zu, aber auf die meisten. Ausnahmen werden in dem Kapitel „Weitere wichtige Details" besprochen.

Über die Wahl Ihrer Nahrung können Sie also den Einfluß von chronischem Streß, chronischer Erschöpfung, Depressionen oder Burnout-Syndrom abmildern oder ausgleichen. Ihr Organismus, das Wunderwerk der Natur, sorgt für den Rest: Sie finden zurück zu einer inneren Stabilität, die es Ihnen zunehmend leichter macht, auf stimulierende Gewohnheitsmittel zu verzichten oder sie zumindest einzuschränken, Süchte zu überwinden, besser zu schlafen, tagsüber wacher und fitter zu sein, Ihre geistige und emotionale Labilität zu verbessern sowie Ihren allgemeinen Gesundheitszustand zu optimieren und weniger infektanfällig zu sein. Sie werden sich bald wundern, wie selten Sie nur noch erkältet sein werden!

Ehe Sie daran gehen können, über Ihre Nahrung gezielten Einfluß auf Ihren Streßzustand zu nehmen, müssen Sie zunächst ermitteln, was für ein Stoffwechseltyp Sie sind. Zu diesem Zweck habe ich eine Einteilung in Reiztyp, Anpassungstyp und Erschöpfungstyp vorgenommen. In den folgenden Kapiteln stelle ich Ihnen die drei Typen vor und zeige Ihnen im Anschluß daran, wie Sie Ihren Typ selbst bestimmen und welche Nahrungsgruppen sich für wen am besten eignen.

Der Reiztyp

Ständig aufgedreht, hyperaktiv, nervös, reizbar, hektisch, mitunter aggressiv und mit nur geringem Schlaf- und Ruhebedürfnis flitzt der Reiztyp durchs Leben. Der klassische Manager ist dabei nur ein Beispiel von vielen Möglichkeiten, der den Typus aber am besten charakterisiert. Aggressives, energisches Auftreten sind zwar typisch, aber nicht zwangsläufig gegeben, es kann ebenso eine permanente innere Unruhe mit Aktionszwang, aber ohne Aggression bestehen. Um den Reiztyp kennenzulernen, gebe ich im Folgenden erst einmal einen (satirisch überzeichneten) Tagesablauf solch eines Menschen wieder. Ich bin mir bewußt, daß es meist nicht ganz so extrem ist, halte es aber für leichter, sich vielleicht anhand dieser überspitzten Eigenschaften wiederzuerkennen und eventuell einzuordnen:

Hans-Günter H., Firmenchef der Firma Tetra GmbH & Co. KG, springt bereits eine Viertelstunde vor dem Klingeln des Weckers aus dem Bett. Er hätte es keine Minute länger ausgehalten, ja eigentlich wälzt er sich schon seit einer Dreiviertelstunde schlaflos im Bett. Das Schlaftraining, das ihm seine private Krankenkasse aufgeschwatzt hat, hat nicht das geringste gebracht. Diese Schwätzer! Hans-Günter weiß schließlich selbst, was für ihn am besten ist. Und damit sich sein Gesundheitsplan auch nahtlos in seine Tagesagenda einfügt, beginnt er bereits jetzt mit einer ordentlichen, schweißtreibenden Runde auf dem Ergometer im – natürlich bestens ausgestatteten – Fitneßraum.

Nach einer Viertelstunde auf der „Power-Stufe" ist ihm ganz plötzlich etwas schwindelig, aber das legt sich gleich wieder. Der Arzt hat einmal gesagt, er solle auf seinen Blutdruck achten. Lächerlich! Schließlich ist Hans-Günter in Topform und hat dank eiserner Disziplin auch sein Gewicht seit Jahren voll im Griff. Was unter anderem daran liegt, daß er nicht wirklich frühstückt, sondern es bei seinem Top-Energy-Power-Drink mit viel Eiweiß und lebenswichtigen Vitaminen beläßt. Schnell wird der Mixer eingeschaltet. Bis die Brühe Raumtemperatur hat, ist Körperpflege angesagt. Als Manager eines mittelständischen Unternehmens muß man schließlich immer wie aus dem Ei gepellt aussehen. Während Hans-Günter sich mit einer Hand die Krawatte bindet, stürzt er mit der anderen den Power-Drink hinunter und ist stolz auf seine artistische Meisterleistung, die ihm wieder fünf Minuten Zeit gespart hat. Was ihm allerdings unangenehm aufstößt, ist der Juckreiz, der sich in letzter Zeit oft nach dem Duschen einstellt und auch durch den Wechsel der Körperpflegeprodukte nicht zu beheben ist. Gott sei Dank legt er sich aber ebenso schnell wieder, wie er gekommen ist.

Schnell wird per Fernbedienung die Garage geöffnet, und ab geht's mit dem Porsche Carrera Cabriolet. Eigentlich schade, daß Hans-Günter fürs Offenfahren einfach keine Zeit hat! Auf dem Weg zur Arbeit gerät er in einen kleinen Stau vor einer besonders ungünstig geschalteten Ampel. Dies empfindet er als Anschlag auf seine persönliche Freiheit, schimpft und flucht vor sich hin über die „Schlafnasen" vor ihm und ihre schlappen Reaktionszeiten. Sage und schreibe zwei Sekunden hat sein Vordermann gebraucht, das grüne Signal zu registrieren und loszufahren! Au Weia, mit Deutschland geht's bergab, sagt sich Hans-Günter frustriert, legt aber zum Ausgleich, als die Ampel wieder grün wird, mit nervösem Gasfuß einen satten Start hin.

Endlich in der Firma angekommen betritt Hans-Günter im Laufschritt sein Büro, während seine Sekretärin, die mit seinen energischen Schritten kaum mithalten kann, ihn mit der Tagesagenda vertraut macht. Dann ordert er einen doppelten Espresso, um für die Sitzung mit dem Aufsichtsrat hellwach und topfit zu sein. Nicht, daß er müde war, aber er kann es sich schließlich nicht leisten, als Topmanager auch nur einen Augenblick Schwäche zu zeigen. Die Sekretärin kommt mit dem Espresso – und einer Akte. „Kollege Müller und Neurath haben Urlaub beantragt. Neurath hat sich wegen des Stresses aufgrund der Umstrukturierung beklagt!" „Ach, diese Weicheier sollten sich mal ein Beispiel an mir nehmen!"

Man merkt es deutlich – Hans-Günter ist sichtlich gereizt. Er muß sich schwer zusammennehmen, um nicht ausfallend zu werden. Schließlich hatte Neurath erst vor einem Dreiviertel Jahr Urlaub und daher am allerwenigsten Grund, sich über Streß zu beklagen! Er selbst hat sich zuletzt vor drei Jahren eine kurze Auszeit genommen. Doch für eine Grundsatzdiskussion über Streß ist jetzt keine Zeit, die Sitzung steht an! Noch schnell den Rest vom Espresso runterkippen, und weiter geht's.

Hans-Günter zeigt diesen trägen Aufsichtsräten mal wieder, wo der Hase lang läuft. Wer nicht mithalten kann, bleibt auf der Strecke. Es müssen also Innovationen her. Das Gold liegt in der Zukunft. Und um die Zukunft des Unternehmens geht es auch auf weiter Strecke der Vorstandssitzung, denn Hans-Günter plant für sein Leben gern.

Nach der Aufsichtsratssitzung überfällt ihn plötzlich dieses

Hungergefühl, das er seit einiger Zeit kennt. Zuerst hat er versucht, es zu ignorieren, aber jetzt braucht er mal wieder einen dieser Müsliriegel, die er sich seit den letzten drei, vier Monaten regelmäßig mit auf die Arbeit nimmt, um solche Attacken schnell in den Griff zu bekommen. Damit läßt sich die Zeit bis zum Mittagessen gut überbrücken. Ein voller Bauch arbeitet zwar nicht gern, aber ein ganz leerer auch nicht. Mit seiner genialen Multitasking-Fähigkeit managed Hans-Günter drei Anrufe auf einmal und studiert nebenbei noch die neuesten Agenturmeldungen von der Börse. Doch dann geschieht etwas Merkwürdiges: Er hat plötzlich Leerlauf bis zum Mittagessen. Statt seine Zeit im Büro zu vertrödeln, beschließt Hans-Günter kurzerhand, mal die Produktion aufzusuchen und sich von der Effizienz der neuen Maschinen zu überzeugen. Es ergibt sich ein erbauliches Gespräch mit dem Fachingenieur der Abteilung, den Hans-Günter mag, weil er so auf Zack ist.

Wer ordentlich arbeitet, sollte auch ordentlich essen! Nach diesem Motto gönnt sich Hans-Günter heute im Restaurant „Toro Nero" ein saftiges Steak (400 g) in köstlicher Marinade, natürlich von argentinischen Rindern, mit Potato-Wedges, reichlich Paprika und einem frischen Salat. Dem unangenehmen Druck unterhalb des Brustbeins, der zwar nicht weltbewegend, doch in letzter Zeit, besonders nach solchen Essen, hartnäckig auftritt, kuriert er mit einem Säurehemmer, der auch schnell hilft.

So geht der Tag weiter. Bis auf eine kleine Kaffeepause kommt Hans-Günter nicht zur Ruhe und beschließt, nach der Arbeit zum Ausgleich ins Squash-Center zu fahren und sich im schnellen Spiel abzureagieren. Doch damit ist der Abend noch längst nicht vorbei. Obwohl Hans-Günter diese Aufgabe eigentlich delegiert hat, widmet er sich doch noch für zwei Stunden dem nächste Woche anstehenden Kundenmeeting, nur für den Fall daß der dafür zuständige Sachbearbeiter geschludert haben sollte, zur Sicherheit also mit „Netz und doppeltem Boden". Fragen der Sicherheit beschäftigen Hans-Günter denn auch nach dem Abendkrimi, der erst um 23 Uhr und mit der Erkenntnis endet, daß er doch einmal über ein fortgeschrittenes Sicherheitssystem an seinem Haus nachdenken sollte.

Doch da ist noch etwas anderes, das ihn schlecht einschlafen läßt: Er ist überhaupt nicht vorbereitet auf die Bergsteigertour am kommenden Wochenende, zu der ihn sein Studienkollege Klaus eingeladen hat. Und so verbringt Hans-Günter noch eine Stunde wach planend damit, im Geiste die Vollständigkeit seiner Ausrüstung zu überprüfen. Erst nach ein Uhr kommt er innerlich zur Ruhe und gleitet in Morpheus' Arme. Das wurde auch Zeit, denn am nächsten Tag steht schließlich wieder eine geballte Ladung Arbeit an.

Das ist typisch für den „Reiztyp": das Zauberwort heißt „schnell"!

Der Reiztyp wird durch Streß so angeregt, daß er sich in einem dauerhaften Zustand der Sympathikus-Dominanz befindet. Oft steigert er sich in den Zustand der Rastlosigkeit hinein mit dem unbestimmten, unterschwelligen Gefühl, daß ohne ihn nichts laufen würde. Das Gefährliche daran: Unbewußt sucht der Reiztyp danach, den Streßlevel ständig aufrecht zu erhalten, da er ebenso unbewußt ahnt: Wenn er es nicht tut, bricht er irgendwann erschöpft zusammen.

Reiztypen sind die Menschen, die sich agil und dynamisch bis zum letzten Tag vor der Rente „ein Bein ausreißen", um einige Tage später zusammenzubrechen und mit Infarkt oder Schlaganfall ins Krankenhaus eingeliefert zu werden. Das mag seltsam, vielleicht sarkastisch klingen, aber ich kenne persönlich solche Fälle. Ich habe dazu einen Spruch im Ohr, mit dem Sie sicherlich verstehen, was ich meine: „Ein Selbständiger wird nicht krank. Er bricht eines Tages irgendwann zusammen, und das war's!"

Scheinbar wirken solche Typen durch ihre mitreißende Dynamik besonders gesund und vital, auch dadurch, daß sie oft viel Sport treiben. Scheinbar, wie gesagt, denn wenn wir genauer hinschauen, hat auch dieser so dynamische Typ etliche gesundheitliche Defizite. Das sind seine charakteristischen (körperlichen und psychischen) Beschwerden (es müssen nicht alle auftreten, aber diese hier sind typisch):

Charakteristische Merkmale und Beschwerden des Reiztyps:

- Kopfschmerzen, Verspannungen und krampfartige Schmerzen, die plötzlich kommen und gehen
- geringes bis sehr geringes Schlafbedürfnis, lange Einschlafzeit
- wälzt sich in Wachphasen im Bett, wird immer ungeduldiger und nervöser
- plötzliches nächtliches Herzrasen, das genauso schnell wieder vergeht, eventuell verbunden mit Schweißausbrüchen
- plötzliche Heißhungerattacken, meist auf Süßes
- Unruhe bei Tätigkeiten, die Stillsitzen verlangen; wippt mit

den Füßen oder rutscht auf dem Stuhl hin und her
- Sodbrennen bei Hunger oder nach herzhaften oder sehr süßen Mahlzeiten
- oftmals Schilddrüsenüberfunktion
- alles scheint ihm zu langsam zu gehen
- Verdauung ist schlecht, häufig Neigung zur Verstopfung
- reagiert über und oft zu hastig, aggressiv und unüberlegt
- oft überschätzt sich dieser Typ, geht nicht sehr vorsichtig und methodisch vor, Draufgängertum
- sexuelle Probleme, vorzeitige Ejakulation, schlechte Libido (nicht Impotenz!) oder übertriebene Libido (bei Männern wie Frauen)
- extrem zukunftsorientiert, ist nicht in der Gegenwart, plant gerne
- kann nicht abschalten und wird noch unruhiger, wenn er nicht ausgelastet und ständig beschäftigt ist
- plötzliche Gelenkbeschwerden bei Belastungen durch zu große Spannung der Muskulatur
- Krankheiten wie Infekte werden häufig „übergangen"

Normalerweise sollte der Reiztyp in einen Ausgleich hineinfallen, sobald man die Streßfaktoren eliminiert. Das Problem ist: Wenn er keinen Streß hat, macht er sich welchen – ob nun aus Gewohnheit, Einstellung oder weil er einfach keine Ruhe in sich findet. Zwingt irgend jemand oder irgend etwas diesen Typ zur Ruhe, bricht er zusammen, und es geht ihm plötzlich hundsmiserabel.

Es kann sein, daß jemand diesen Typs tatsächlich keine Krankheitssymptome hat oder sie zumindest nicht bemerkt, weil er, so ironisch das klingen mag, keine Zeit hat, krank zu sein, dabei hält er sich zu Unrecht auch noch für besonders gesund. Dieser Zustand kann im Extremfall über Jahre andauern, was ihn in meinen Augen noch heimtückischer macht. Viele dieser dynamischen Managertypen, die ich im Laufe meiner Praxis kennengelernt habe, orientieren sich an einer Ernährung wie der „Steinzeit-Diät", die recht eiweißreich ist und quasi nur stärkearme Kohlenhydrate enthält. Sie trägt dazu bei, daß man immer hellwach und topfit ist und wenig Schlaf braucht, wodurch einem optimale Gesundheit vorgegaukelt wird. Wenn bei diesem Typ Krankheitssymptome auftreten, dann plötzlich, wobei sie vom Stoffwechsel aber durchaus lange vorbereitet werden. Das sieht man sehr deutlich bei Bluthochdruck, Herz-Kreislauf-Problemen, Schlaganfall und Herzinfarkt. Da zudem bei diesem Typ die Energie überwiegend in Herz und Kreislauf steckt, sollte man sich nicht wundern, wenn nach einer Zeit des Lebens auf der Überholspur besonders in diesem Bereich Symptome auftreten. Insgesamt jedenfalls ist die augenscheinliche Fitneß dieses Typs trügerisch.

Wie der Reiztyp sich richtig ernähren sollte, erfahren Sie in dem Kapitel „Das ist wichtig für den Reiztyp".

Der Anpassungstyp

Wechselhaftigkeit ist ein typisches Merkmal des Anpassungstyps. Eben noch aufgedreht und gut drauf, scheint er von einem Moment zum anderen abzuschlaffen. Anders als beim Reiztyp treten bei ihm Aggression und Dynamik hinter innerer Unruhe zurück, und er frißt alles in sich hinein. Zwar kann auch dieser Typ aggressiv und ungeduldig werden, aber er zeigt es nach außen nicht. Allerdings schwanken seine Stimmungen ebenso wie sein Energiehaushalt. Schauen wir uns eine typische Vertreterin des Anpassungstyps an:

Sichtlich nervös tippelt Dr. Erika G., die gerade an ihrer Habilitation in Theoretischer Physik arbeitet, auf den Fahrstuhl zu. Sie nestelt am Kragen ihrer Bluse herum, der ihr in solchen Situationen immer zu eng wird. Auch dieser Magendruck macht ihr wieder zu schaffen. Eine Freundin hat ihr mal aus einem Frauenmagazin zitiert, dies sei ein Zeichen für vegetative Dystonie.

Erika G. ist auf dem Weg zu ihrer Präsentation, auf die sie sich über sechs Wochen lang intensiv vorbereitet hat. Sie hofft, damit ihren aus lauter männlichen Kollegen bestehenden Fachbereich überzeugen zu können. Ein weiterer Schritt auf dem langen, steinigen Weg zum Professorentitel.

Im Fahrstuhl krampft der Magen zusammen. Erika reißt sich zusammen, holt noch einmal tief Luft und betritt das kleine Auditorium, das ausschließlich den Lehrkräften der Universität vorbehalten ist. Ihr Vortrag dauert zwanzig Minuten, und nach den etwas holprigen ersten drei Minuten läuft es auch sehr gut. Dennoch, als sie fertig ist und auch verdienten Applaus geerntet hat, steht ihr der Schweiß auf der Stirn. Immerhin hat sie es nun hinter sich, und der Druck im Magen, der sie schon seit Tagen plagt, ist Gott sei dank nun weg. Sie beantwortet noch ein paar Fragen, bis die Kollegen sich nach und nach verabschieden.

„Frau Dr. G.?"

„Äh, ja ...?"

„Sie waren so weit weg! Wo waren sie denn eben?"

„Oh, das tut mir leid ...nach solchen Anstrengungen stehe ich manchmal neben mir, aber nur kurz!"

„Frau Dr. G., Sie arbeiten zu viel. Sie sollten das ganze entspannter angehen. Niemand hier hat an Ihrer Leistung etwas auszusetzen. Sie schaffen das schon! Bald sind Semesterferien, da sollten Sie mal drei, vier Wochen gar nichts tun!"

Ist sie doch schon wieder unaufmerksam gewesen? Das kommt in letzter Zeit öfter vor, und zwar immer dann, wenn sie etwas Anstrengendes hinter sich gebracht hat, oder abends, wenn sie abgearbeitet nach Hause kommt. Früher hätte sie selbst dann noch Bäume ausreißen können und war dann oft noch ins Fitneßstudio gegangen. Aber im Moment schafft sie das einfach nicht mehr. Das ärgert sie, und oft geht sie hart ins Gericht mit sich, daß sie ihre Gesundheit so der Arbeit unterordnet. Aber es ist ja nur noch ein halbes Jahr, dann soll alles anders werden. Nun hat sie schon so viel geschafft und wird ganz sicher nicht aufgeben.

Erika hat jetzt keine Zeit, sich auszuruhen, die Studenten warten schon auf ihre Vorlesung. Sie hat zwar recht gut gefrühstückt, doch wegen des flauen Gefühls im Magen nimmt sie noch etwas Traubenzucker. Während der Vorlesung findet Erika wieder zu ihrer gewohnten Souveränität zurück. Was für sie eigentlich selbstverständlich ist, denn Studentenstoff ist ja ein völlig anderes Niveau als das, woran sie gerade arbeitet. Dennoch hatte sie vor etwa sechs Wochen mal mitten in der Vorlesung einen Aussetzer, einen Blackout – eine sehr unangenehme Erfahrung, bei der sie vor Scham am liebsten im Boden versunken wäre.

Während sie noch Fragen der Studenten beantwortet, rumort es kräftig in ihrem Magen, sie verspürt großen Hunger. Doch nach dem vegetarischen Mittagessen ist sie irgendwie immer noch nicht so richtig satt und bestellt sich eine kalorienreiche Süßspeise als Nachtisch, der ihr einen willkommenen Energieschub gibt.

Sie macht sich nun auf den Weg zu einem anderen Fachbereich, wo sie etwas mit einer Kollegin besprechen muß. Voller Elan steuert sie ihren schicken Kompaktflitzer auf dem Parkplatz des Lehrkörpers an. Nanu – auf dem Dach ihres Wagens liegen Blumen, drei langstielige rote Rosen, und ein Brief. Alfred wieder mal, ihr Verehrer. Er ist einige Jahre jünger als sie, aber sehr von ihr angetan. Besonders beeindruckt ihn, daß Erika sich „wirklich Gedanken macht", wie er das ausdrückt. Wie auch immer, Erika fühlt sich von ihrem Verehrer bisweilen bedrängt und ist ein wenig verärgert, so sehr, daß sie beim Ausparken einen Steinpfosten streift, was sie aber erst später bemerkt und sie noch mehr ärgert. Der Energieschub vom Mittagessen ist dadurch schnell wieder verpufft. Während der ganzen Fahrt macht sie sich Gedanken, wie sie Alfred mit der Wahrheit konfrontieren soll. Für eine Beziehung hat Erika ja auch gar keine Zeit. Sie fährt hektisch und angespannt und verpaßt auch noch die Abfahrt zum anderen Fachbereich, so daß sie noch einmal wenden muß.

Nach einer zeitraubenden Diskussion mit der Kollegin verspürt Erika plötzlich den Anflug einer Grippe. Es kratzt im Hals, die Nase kitzelt, und sie fröstelt. Wahrscheinlich war es in letzter Zeit doch alles zu viel für sie. Als Erika zuhause ankommt, ist ihr wieder so, als habe jemand „den Stecker gezogen". Sie fühlt sich müde, schlapp und ausgebrannt, kann kaum noch die Augen aufhalten. Eigentlich wollte sie noch etwas essen, kann sich aber nicht mehr dazu aufraffen, obwohl sie eigentlich Appetit hat. Zunächst schaltet sie den Fernseher ein, dann nimmt sie ein altes Fotoalbum zur Hand und sinnt über ihre Studentenzeit nach, in der das Leben noch unbeschwert und weitgehend streßfrei war. Plötzlich klingelt das Telefon und reißt sie aus ihren Gedanken. Es ist ein alter Schulkollege, auch Naturwissenschaftler, den es nach dem Studium in die freie Wirtschaft getrieben hat. Nach ein bißchen Smalltalk erwähnt er, in seiner Firma seien gerade Stellen zu vergeben, und er fragt, ob Erika nicht Interesse habe, aus der Akademikerlaufbahn auszusteigen und ebenfalls in die Wirtschaft zu wechseln. Erika fühlt sich spontan von diesem Angebot überfordert, ist aber andererseits auch fasziniert von der Vorstellung. Nach dem Telefonat grübelt sie darüber nach: Professorenstelle oder Wirtschaftskarriere, das ist nun die Frage. Und nachdem die akademische Laufbahn Erika beinahe alle Kraft und Lebensenergie gekostet hat, ist die Karriere außerhalb der Uni plötzlich auch eine Option.

Stundenlang bringt sie damit zu, Vor- und Nachteile gegeneinander abzuwägen und sich Zukunftsszenarien auszumalen. Schließlich wird sie des Grübelns müde, geht zu Bett und schläft auch schnell ein. Doch das Thema läßt ihr Unterbewußtsein nicht los, und im Traum sieht sie sich bereits im unteren oder mittleren Management der Forschung, weswegen sie ab drei Uhr in der

Nacht für einige Stunden wach liegt, sich hin und her wälzt und grübelt. Die Gedanken hindern sie daran, wieder einzuschlafen, und ihr Körper wird sich für die fehlenden Stunden Schlaf am nächsten Morgen mit heftigem Stirnkopfschmerz bitterböse rächen ...

Das ist typisch für den Anpassungstyp

Beim Anpassungstyp ist der Sympathikus und damit die Energiefreisetzung des Körpers schon geschwächt, was sich in allgemeinem Unwohlsein, Schwankungen im Energiehaushalt und einer gewissen Infektanfälligkeit zeigt. Starke Streßreize und gewisse Mahlzeiten putschen den Organismus noch für kurze Zeit auf, aber das höchstens für einige Stunden. Typisch für den Anpassungstyp sind schnelle Wechsel: Hektik und Aufgedrehtsein wechseln sich ab mit Müdigkeit und Erschöpfung, Grübeln und Kopflastigkeit mit Kopfleere und Blackouts, Denken an die Vergangenheit mit Denken an die Zukunft. Das läßt diesen Typ sprunghaft wirken, obwohl er deswegen nicht entscheidungsschwach ist. Der Anpassungstyp macht sich viele Gedanken, ist auch zielstrebig, aber hat nicht den gnadenlosen Durchsetzungswillen des Reiztyps. Er ist eher zurückhaltend und geht überlegt und methodisch vor. Er wirkt auch launisch – zwischen Aufbruchsstimmung und Depression ist alles möglich. Dieser Typ schläft in aller Regel schnell und gut ein, da er abends oft müde ist, aber mit dem Durchschlafen hat er Probleme. Je stärker die Schwankungen in Energiehaushalt, Stimmung, mentaler Verfassung etc. sind, um so problematischer ist dieser Typ einzustufen. Er schwankt eben ständig zwischen Dominanz des Streßnervs

Sympathikus und des Erholungsnervs Parasympathikus hin und her, wobei die Dominanz des letzteren sich durch eine Schwäche des Sympathikus ergibt. Ein starker Streßreiz hingegen bringt den Sympathikus (wieder) in die Dominanz, und insbesondere Positivstreß kann auch dem Anpassungstyp eine mitreißende Dynamik verleihen, die sich allerdings nur allzu oft als kurzes Strohfeuer entpuppt. Das sind seine charakteristischen (körperlichen und psychischen) Beschwerden (es müssen nicht alle auftreten, aber diese hier sind typisch):

Charakteristische Merkmale und Beschwerden des Anpassungstyps:

- morgendliche Kopfschmerzen besonders im Bereich von Stirn und Schläfen
- Müdigkeit
- Erkältungsanfälligkeit, viele kleinere Infekte, in seltenen Fällen auch Durchfall
- schläft meist gut ein, aber nicht so gut durch
- verbringt Wachphasen meist mit Grübeln, wird dabei allmählich müder und schläft wieder ein
- Magenschmerzen und Schmerzen/Druckgefühl unter dem Brustbein bei längerem Streß oder Ärger
- Unruhe oder Lethargie bei für den Typ uninteressanten Tätigkeiten
- Schwankungen des Energiehaushalts, aber auch der Emotionen
- gelegentlich Kopfleere, Blackouts oder Konzentrationsschwierigkeiten

- kommt bei Planungen öfter durcheinander, verhaspelt sich
- Verspannungsschmerzen können hartnäckig lange Zeit an einem Ort verharren (z.B. Rücken oder Schultern)
- Verdauung oft wechselhaft, gelegentlich scheinbar grundlos Durchfälle
- leicht schreckhaft und oft empfindlich gegen plötzliche Sinnesreize wie Licht, Lärm, Berührung
- gelegentlich Probleme mit der Libido
- oft schneller bis plötzlicher Energieabfall bis hin zur Lethargie in Phasen der Untätigkeit
- beschäftigt sich mal mit der Zukunft, mal mit der Vergangenheit
- verhalten, ängstlich, doch nur selten emotionale Ausbrüche
- Blutdruck schwankt mitunter
- schweift mit den Gedanken ab oder verbeißt sich gedanklich in ein Thema und grübelt viel darüber nach

Der Anpassungstyp möchte sich ausruhen, sich regenerieren, um wieder fit zu sein. Das Problem bei diesem Typ ist, daß ein Urlaub von etwa zwei Wochen für ihn nicht ausreicht, um für eine nachhaltige Verbesserung zu sorgen, so daß der Anpassungstyp nach kürzester Zeit wieder da angelangt ist, wo er vorher war. Er weiß, instinktiv oder vom Verstand her, daß er sich übernommen hat, möchte die Situation auch ändern, aber er kann sich entweder nicht dazu aufraffen, oder aber er gibt sich nicht genügend Zeit für eine nachhaltige Veränderung.

Oft genug wird er ausgebremst, vielleicht durch einen grippalen Infekt, Kopfschmerz oder Durchfall. Ihn können jedoch auch ernstere Krankheiten treffen, allerdings eher selten. Auf jeden

Fall „übergeht" dieser Typ seine Krankheiten nicht, sie brechen tatsächlich aus, und dieses Krankwerden ist durchaus im Sinne einer Gesundung zu verstehen, denn der Körper signalisiert unmißverständlich, daß er die Grenzen seiner Belastbarkeit erreicht hat. Eine Ernährung für den Anpassungstyp sollte die Schwankungen in Stimmung und Energiehaushalt mildern beziehungsweise eliminieren.

Die Ernährungsempfehlungen für den Anpassungstyp entnehmen Sie bitte dem Kapitel „Das ist wichtig für den Anpassungstyp".

Der Erschöpfungstyp

Der Erschöpfungstyp ist schon lange Zeit physischem oder psychisch bedingtem Streß ausgesetzt. Dementsprechend ist sein Sympathikus bereits so erschöpft, daß selbst starke Streßreize den Organismus nur wenig beleben. Der Körper konzentriert sich darauf, sich möglichst viel Energie zurückzuholen, und stellt deshalb nur wenig bis keine Energie für Aktivitäten zur Verfügung. Die Stimmung ist resigniert, traurig, weinerlich bis hin zu depressiv. Die Nebennieren arbeiten nur schwach, und die Vorräte an Serotonin, dem Wohlfühlhormon, sind erschöpft. Schauen wir uns diesen Typ in seinem Alltag an:

„Jetzt sag bloß, du bist noch einmal eingeschlafen?" Verwirrt und wie aus einer Betäubung erwachend registriert Peter K., Büroangestellter im Rechnungswesen (Senior Controller), seine Frau Gabriele. Er schüttelt sich und starrt sie fragend an. „Jetzt komm, es ist schon zwanzig nach sieben!" Peter kneift die Augen zusammen und hält sich die Stirn „Oh je, schon wieder Kopfschmerzen, hm?" Peter nickt. „Du Armer!"

„Ich habe das Gefühl, als hätte ich überhaupt nicht geschlafen!"

„Aber ich war ein paarmal wach, und da warst du immer weg! Kannst du dich wenigstens an einen Traum erinnern?"

„Nein, da ist nichts!"

Mühsam rappelt Peter sich schließlich hoch. Unsicheren

Schrittes wankt er Richtung Bad, stellt aber fest, daß Töchterchen Eliana, süße 14 und gerade in die Pubertät gekommen, es mal wieder besetzt. Peter sagt nichts, seufzt nur und zieht sich zum Frühstück zurück. Am Tisch sitzen seine Frau und Kevin, der Jüngste. Der ist ganz aufgeregt, denn für heute steht ein Schulausflug auf dem Programm. Doch sein Vater kann die Begeisterung nicht so ganz teilen. Mit matter Stimme ringt er sich ein „guten Morgen" ab.

„Mama, wieso ist Papa eigentlich so grau im Gesicht?"

„Na ja, er ist ein wenig überarbeitet!"

Weder der (große) Kaffee noch die normalerweise belebende Dusche können Peter auch nur einen Hauch von Energie verleihen, und so verläßt er mißmutig und immer noch lethargisch, außerdem viel zu spät, nämlich erst um zehn vor acht, das Haus, für das er sich krumm legt. Während der Fahrt muß Peter sich auf den Verkehr konzentrieren, aber auch auf das, was er heute dem Vorstand vortragen will, daß nämlich die Ausgaben im letzten Quartal ein wenig aus dem Ruder gelaufen sind. Beides zusammen allerdings überfordert Peter, er wird von hinten angehupt, denn er hat gerade eine komplette Grünphase verschlafen! Erst gegen viertel nach acht trifft er vor dem großen Bürogebäude ein, und während er noch einen Parkplatz sucht, schrillt schon das Handy.

„Herr K., wo bleiben Sie denn? Der Vorstand wartet schon!"

„Es ... es ... es tut mir leid ... ich bin in einen Stau gek ... ich, äh, bin gleich da!"

Die harsche Stimme hat Peter Stiche in den Eingeweiden verursacht, obwohl der Ton nicht einmal besonders scharf war. In seinem Bauch grummelt es ... auch das noch! Peter muß die Toilette aufsuchen und verliert so weitere, wertvolle Minuten. Er hat Durchfall. Das hat er gelegentlich mal. „Reizdarm" hat sein Hausarzt diagnostiziert und ihm eine klassische Durchfallbremse verordnet, die Peter aber nie genommen hat. Er will sich nicht von so etwas abhängig machen. Allerdings wird es jetzt kurz vor halb neun, bis Peter im Konferenzraum erscheint. Und dort fällt ihm plötzlich auf, daß er seine Aufzeichnungen vergessen hat!

Fünfundzwanzig Augenpaare sind erwartungsvoll auf ihn gerichtet. Peter muß improvisieren. Auf der Tafel skizziert er, was ihn in den letzten drei Monaten im Controlling aufgefallen ist und was man seiner Meinung nach hätte besser machen können. Mit den Worten „sehr interessant" wird Peter dann von seinem direkten Vorgesetzten auf den Platz komplimentiert. Anschließend hält André, ein junger Mitarbeiter der Generation Dynamik, mit einer Powerpoint-Präsentation einen ausgefeilten Vortrag über betriebliche Innovation. Peter fallen bei Andrés witzig gemeinter Bemerkung, „daß wir es alle ja irgendwann mal auf die Palmeninsel schaffen wollen", schon fast wieder die Augen zu. Er verfällt in einen Wachtraum von eben dieser Palmeninsel und sieht sich, nur mit Lendenschurz und Flechtsandalen bekleidet, vor einer Strohhütte in einer Hängematte baumeln.

„Herr K.! Stimmt etwas nicht mit Ihnen?"

„Oh, äh ... nein, nein, alles in Ordnung ... ich habe nur letzte Nacht sehr schlecht geschlafen." Sein Sitznachbar kann sich eine Bemerkung nicht verkneifen:

„Sie sehen eher aus, als ob sie schon ein halbes Jahr nicht mehr richtig schlafen. Ihre Gesichtsfarbe und die Falten gefallen mir gar nicht, und abgenommen haben Sie auch. Wohl übernommen mit dem Hauskauf, hm?" Peter nickt gequält und versucht irgendwie den Vorträgen weiter zu folgen.

Es ist Mittagszeit, und alles strömt in die Kantine. Irgendwo hat Peter mal gelesen, daß man bei Streß etwas Leichtes essen solle. Also bestellt er sich einen Salat mit Putenstreifen, der seinen Zustand allerdings nicht verbessert, im Gegenteil. Hatte Peter vorher eigentlich gar keinen Appetit, so fühlt er sich nach der Mittagspause auf unangenehme Weise hungrig, obwohl er doch gerade gegessen hat. Beinahe ist ihm schlecht, sein Magen rumort. Gegen viertel nach zwei klingelt sein Handy, Peters Hausarzt ruft an.

„Hallo, Herr K."

„Sind Sie das, Doktor Adamski?"

„Ja, heute sind die Laborergebnisse gekommen. Wir konnten nichts feststellen. Den Werten zufolge sind sie kerngesund. Ihr Blutdruck ist etwas niedrig, und ein Entzündungswert leicht erhöht, aber das kann eine banale Erkältung sein. Sonst konnten wir wirklich nichts finden. Der Blutzuckerspiegel ist ein bißchen niedrig, ich denke, Sie sollten gehaltvoller essen! Sie wirken mir in letzter Zeit sowieso ein wenig schwach auf der Brust!"

„Danke!"

Am letzten Ratschlag des Arztes muß etwas dran sein, denn das leichte Mittagessen ist Peter überhaupt nicht bekommen. Als der Feierabendgong ertönt, wird es Peter auf dem Weg zum Wagen schwarz vor Augen, und er kippt um. Er ruft seine Frau mit der Bitte an, ihn abzuholen. Die nimmt ihn erst mal ins Gebet. Peter allerdings beteuert, daß sein Hausarzt ihn bis auf einige Kleinigkeiten für vollkommen gesund erklärt hat. Gabriele kommt auf die Idee, ihrem Mann zum Abendessen etwas Gehaltvolles, Eiweißreiches, zuzubereiten, und obwohl Peter gar keinen Hunger mehr verspürt, ißt er. Immerhin schafft er es danach, mal wieder eine halbe Stunde Badminton mit Gabriele zu spielen und danach noch eine Partie Schach mit seinem Sohn. Gabriele ist zufrieden.

„So ist das schon besser, mein Lieber. Das mit dem gehaltvollen Essen sollten wir auf alle Fälle weiterverfolgen. Aber du suchst mir zur Sicherheit noch einmal einen anderen Arzt auf! Dein Zustand ist mir nämlich nicht so ganz geheuer!"

Das ist typisch für den Erschöpfungstyp

Der Erschöpfungstyp reagiert nur noch auf stärkste Reize und quält sich ansonsten nur noch durch den Tag. Nichts kann ihn mehr aufregen, aber auch nichts mehr anregen. Er hat auf allen Ebenen resigniert. Sein Körper versucht irgendwie Energie zu gewinnen. Seine Verdauung und sein Immunsystem sind aktiver als normal, Allergien und auch das Reizdarmsyndrom sind eine typische Erscheinung. Da Blutdruck und Blutzucker fast immer auf niedrigem Niveau verharren, zählt mangelndes Konzentrations- und Denkvermögen zu den typischen Erscheinungen des Erschöpften, häufig treten Tagträume auf. Aus Lethargie und Depression heraus kommt es gelegentlich zu emotionalen Ausbrüchen, meist Trauer. Dieser Typ ist fertig mit der Welt und möchte sich am liebsten auf eine einsame Insel zurückziehen und, anders als der Anpassungstyp, nie wieder zurückkehren.

Das sind seine charakteristischen (körperlichen und psychischen) Beschwerden (es müssen nicht alle auftreten, aber diese hier sind typisch):

Charakteristische Merkmale und Beschwerden des Erschöpfungstyps:

- braucht viel Schlaf
- schläft wie ein Stein, oft traumlos oder aber mit reicher, phantasievoller Bilderwelt
- erwacht morgens oft mit Kopfweh und/oder fühlt sich wie zerschlagen
- verspürt oft ein unangenehmes (krankhaftes) Hungergefühl oder hat wenig Appetit bis hin zu Appetitlosigkeit, oft auch Ekel vor Speisen
- Nahrungsmittelintoleranzen oder Allergien sind nicht selten
- hat oft Druckkopfschmerzen, entweder wie ein Band um den Kopf oder im ganzen Kopf
- schlechte Haltung mit hängenden Schultern
- graue oder auch grau-gelbliche, matte Färbung des Gesichts, ausgeprägt eingezogene Schläfen, oft Nasolabialfalten, blaugraue Ringe unter den Augen
- Schwellungen und Ödeme
- nur Positivstreß regt an, ansonsten allgemeine Lethargie, besonders bei uninteressanten Tätigkeiten
- häufig Konzentrationsschwierigkeiten, abschweifende Gedanken und Tagträume
- plant extrem ungern, wenig zukunfts-, aber sehr vergangenheitsorientiert, Typ: „wehmütiger Nostalgiker"
- Blutdruck oft zu niedrig
- Probleme mit Impotenz oder Libidoverlust
- Neigung zu Weinerlichkeit, Verzweiflung und Frustration
- emotionale Ausbrüche aus Lethargie oder Depression heraus

- Bewegung und körperliche Aktivität fallen schwer
- Neigung zu folgenden Symptomen: Durchfall, Reizdarm, Allergien, Migräne, Magenschmerzen, immer wiederkehrenden und nicht recht heilenwollenden Infektionskrankheiten

Der Erschöpfungstyp funktioniert, hat aber jegliche Vitalität verloren, ist lethargisch und apathisch, seine Stimme matt und kraftlos. Im Gegensatz zum Reiztyp, der sich unter Urlaub eigentlich nur neue Herausforderungen vorstellt, und zum Anpassungstyp, der den Urlaub genießen möchte, um sich dann mit neuem Schwung wieder auf seine Arbeit zu stürzen, möchte der Erschöpfungstyp am liebsten alles hinter sich lassen und seine Ruhe haben. Sein Leben widert ihn an, und er kann Begeisterung nicht einmal mehr vortäuschen.

Dieser Typ braucht eine kräftigende, nährende und aufbauende Diät, die den Sympathikus langsam, aber nachhaltig wieder stärkt und das gesamte Nervensystem wieder stabilisiert.

Detaillierte Ernährungsempfehlungen sind im Kapitel „Das ist wichtig für den Erschöpfungstyp" zu finden.

Finden Sie Ihren Typ

Beim folgenden Fragebogen geht es darum, Ihren Stoffwechseltyp möglichst genau zu bestimmen. Es gibt allerdings keine „reinen" Typen, sondern es wird immer eine Mischung aus allen dreien sein. Beantworten Sie die Fragen spontan so, wie es Ihrem Verstand, Ihrer Erfahrung und/oder Ihrem Gefühl nach am besten auf Sie zutrifft. Es muß nicht alles hundertprozentig auf Sie zutreffen, aber die Tendenz sollte klar und eindeutig sein. Gehen Sie dabei immer von Ihrem Ist-Zustand aus, das heißt davon, wie Sie sich *jetzt* fühlen. Legen Sie nicht den Zustand zugrunde, den Sie noch bis vor kurzem hatten oder den Sie normalerweise haben, sondern beziehen Sie sich darauf, wie Sie sich im Moment, *heute* fühlen. Wonach steht Ihnen der Sinn? Es gibt allgemeine Fragen, die eine kurze Retrospektive verlangen. Richten Sie sich auch hierbei bitte nach Ihrem Gefühl, zum Beispiel danach, wie Sie sich das letzte Mal bei einem ausgedehnten Spaziergang gefühlt haben. Seien Sie dabei ehrlich zu sich, denn Sie tun sich keinen Gefallen, wenn Sie sich etwas vormachen!

1. Antlitz – Gesichtsfärbung

a) Ich habe eine gesunde Gesichtsfarbe, bei Streß gelegentlich mit intensiver Hautrötung im Bereich der Wangen, groß wie eine Zwei-Euro-Münze.

b) Ich habe eine eher normale bis blasse Gesichtsfarbe, meine Schläfen sind leicht eingefallen.

c) Meine Gesichtsfarbe ist fahl, stumpf, grau-gelblich, ich habe eingefallene Schläfen, tiefe Falten von Nase zu Lippen, auch Ödeme unter den Augen, meist bläulich-grau oder bräunlich gefärbt.

2. Mögliche gesundheitliche Störungen und funktionelle Beschwerden

a) Ich leide häufig unter Verspannungsschmerzen, funktionellen Herzbeschwerden wie Herzrasen und hohem Blutdruck, die anfallsweise auftreten, ferner unter Muskelkrämpfen und Verstopfung.

b) Verspannungen sind bei mir hartnäckig und verharren meist an einem Ort. Ansonsten treten bei mir häufig Kopfschmerzen, funktionelle Magenbeschwerden, Blähungen, gelegentlich wechselhafter Stuhlgang, auch funktionelle Blasenbeschwerden oder Zyklusstörungen auf.

c) Ich leide unter Erscheinungen wie Reizdarmsyndrom, Durchfall, chronischen Kopfschmerzen/Migräne, Unverträglichkeiten von Nahrungsmitteln, allergischen Reaktionen, häufigen Regelbeschwerden (bei Frauen) und Entzündungen aller Art, eventuell auch hartnäckigen Allergien oder einer chronischen Infektabwehrschwäche.

3. Muskuläre Verspannungen

a) Mein ganzer Körper steht unter Spannung, man fragt mich öfter, ob ich einen Stock verschluckt hätte. Muskelverspannungen treten bei mir plötzlich auf und wechseln oft die Position am Körper, auch Krämpfe habe ich gelegentlich.

b) Ich mache manchmal meine Schultern krumm und leide unter

chronischen Verspannungen im Rücken- und Schulterbereich, die hartnäckig an einer Stelle sitzen.

c) Meine Körperstruktur ist schlaff, ich habe hängende Schultern, und aufgrund meiner schlechten Haltung treten oft Schmerzen auf.

4. Schlafdauer über den Tag

a) zwischen 4 und maximal 7 Stunden pro Tag
b) zwischen 7 und maximal 9 Stunden pro Tag
c) mehr als 9 Stunden pro Tag

5. Nachtruhe und Schlafenszeit

a) Ich schlafe schlecht ein, weil ich mit Planungen beschäftigt bin, wache oft schon mitten in der Nacht oder sehr früh am Morgen auf und werde immer nervöser, wenn ich nicht mehr einschlafen kann.

b) Ich schlafe meist schnell ein, brauche nur manchmal eine Weile zum Einschlafen, wache aber nachts oft auf und liege dann grübelnd wach, mitunter Stunden. Darüber werde ich allmählich müder und schlafe gegen Morgen wieder ein.

c) Ich schlafe meist schnell ein und schlafe wie ein Stein, verliere nachts jedes Zeitgefühl und fühle mich wie betäubt, manchmal bin ich ganz überrascht, daß es schon morgen ist.

6. Energieniveau morgens

a) Ich springe wie eine Feder aus dem Bett und bin gleich hellwach und aufgedreht. Morgens habe ich zudem meine beste Zeit und bin voller Tatendrang. Fürs Frühstück nehme ich mir kaum Zeit.

b) Ich bin morgens nach dem Aufwachen eine Weile müde, habe manchmal einen gewissen Druckkopfschmerz, der verfliegt aber in aller Regel nach dem Duschen oder Frühstücken.
c) Ich bin morgens müde und laufe Gefahr, noch einmal einzuschlafen, wenn ich nicht auf Trab gehalten werde. Auch das Frühstück oder morgendliche Aktivitäten reißen mich nicht oder kaum aus der Lethargie.

7. Energieniveau über den Tag verteilt

a) Mein Energieniveau ist relativ gleichmäßig hoch, aber durchsetzt von Phasen, in denen ich ungeduldig, fahrig oder aggressiv bin und mich aus diesem Grund nicht konzentrieren kann, oder von Phasen mit Heißhunger, der plötzlich kommt und geht.
b) Mein Energieniveau ist schwankend, mitunter stärker schwankend, hoch vor allem in Phasen, in denen ich Leistung erbringen muß, während ich bei Leerlauf plötzlich keine Energie mehr habe.
c) Ich habe nur wenig bis gar keine Energie, höchstens noch, wenn massiver Streß ansteht, oder aber nach einer Mahlzeit, aber dann auch nur für kurze Zeit. Ich brauche sehr viel Muntermacher wie Kaffee, um überhaupt in die Gänge zu kommen.

8. Energieniveau allgemein

a) Ich stehe quasi immer unter Dampf, komme nie zur Ruhe.
b) Manchmal, vor allem, wenn ich zur Ruhe komme, ist bei mir die Luft raus, oder es ist, als habe jemand den Abstellknopf betätigt. Ich sacke mental völlig in mich zusammen.

c) Ich kann mich eigentlich zu überhaupt nichts mehr aufraffen, selbst Kleinigkeiten fallen mir schwer, nichts bringt mich in die Gänge.

9. Ein flotter Spaziergang von einer Stunde Dauer oder etwas mehr wirkt auf Sie ...

a) langweilig
b) entspannend
c) erschöpfend

10. Appetit und Essen: Heißhunger

a) Heißhunger kommt und geht bei mir plötzlich, macht mich hektisch oder aggressiv. Appetit habe ich dann meistens auf Kohlenhydrate wie Müsliriegel, Traubenzucker, Schokolade, Obst etc., was ich hektisch in mich hineinstopfe, bis ich befriedigt bin.
b) Heißhunger kommt und geht bei mir eher allmählich, bringt Konzentrationsstörungen und Energieabfall, evtl. Kopfweh mit sich. Lust habe ich dann meist auf Schokolade, eventuell auch auf andere Süßigkeiten, selten auch auf Herzhaftes wie Chips. Wenn ich anfange zu naschen, kann ich schlecht aufhören.
c) Bei mir herrschen entweder Appetitlosigkeit oder unangenehmer Heißhunger vor mit Bauchweh und Übelkeit. Lust habe ich entweder auf Herzhaftes oder auf Süßigkeiten, aber wenn ich sie esse, geht es mir meist sogar schlechter als vorher.

11. Appetit und Essen: Wie sieht Ihr typisches Frühstück aus?

a) Bei mir muß es schnell gehen und sofort Energie liefern. Ich nehme einen Vitamindrink oder etwas Kohlenhydratreiches wie Müsli oder Obst zu mir.

b) Zum Frühstück mag ich ein gemischtes Buffet wie in einem Urlaubshotel mit reichlich Wahlmöglichkeiten – Eier, Wurst und Käse sollten auf jeden Fall dabei sein.

c) Wie das Frühstück aussieht, ist mir im Prinzip egal, Hauptsache viel Kaffee oder sonst was Anregendes, damit ich den Tag überstehe.

12. Reaktion auf Entspannungsübungen (Meditation, Autogenes Training)

a) Entspannungsübungen machen mich nur noch nervöser, erst wenn ich sie sehr lange mache (viele Wochen) merke ich einen entspannenden Effekt. Am liebsten entspanne ich mich nicht, sondern reagiere mich bei schnellem, anstrengendem Sport ab.

b) Entspannungsübungen haben auf mich einen sehr wohltuenden Effekt und gleichen langfristig mein Energieniveau aus.

c) Ich habe selbst für Entspannungsübungen zu wenig Energie, oder sie machen mich so müde und träge, daß mit mir gar nichts mehr anzufangen ist.

13. Wie sieht Ihr typisches Feierabendprogramm aus?

a) Nach der Arbeit gehe ich direkt ins Fitneßstudio und trainiere hart, jogge, reagiere mich beim Squash oder sonst einer schnellen Sportart ab, fahre Motocross oder Rennen.

b) Nach der Arbeit mache ich lieber etwas Entspannendes, ich lese, spiele am Computer, telefoniere mit Freunden, Freundinnen, gehe eventuell essen oder auch mal aus ins Kino oder zum Tanzen.

c) Nach der Arbeit kann ich mich zu nichts mehr aufraffen, ich sitze vor dem Fernseher und lasse mich berieseln, bestelle mir etwas zu essen, auf jeden Fall bleibe ich passiv, sogar lesen würde mich zu sehr anstrengen.

14. Welche Gruppe dieser Sportarten sagt Ihnen am meisten zu?

a) Ich mag reaktionsschnelle Sportarten wie Tischtennis, Squash, Kampfsport, auch risikoreiche Sportarten wie Fallschirmspringen, Bergsteigen, Motorsport.

b) Ich mag kräftigende, beruhigende und aufbauende Sportarten wie Fitneßtraining, Radfahren, Nordic Walking, Schwimmen, Rudern.

c) Ich mag Sportarten, bei denen ich mich nicht anstrengen muß, wie Spazierengehen, Reiten, leichte gymnastische Übungen, oder ich fühle mich gar nicht fähig zu Sport.

15. Verstand oder Gefühl?

a) Ich bin ein Kopfmensch, sehr nüchtern und verstandesorientiert, bin gelegentlich aber zornig, wobei Zorn und Wut bei mir allerdings schnell verrauchen.

b) Ich bin überwiegend ein Kopfmensch, verfalle oft ins Grübeln, und dann plagen mich auch Emotionen wie Ängstlichkeit, Frust, auch Traurigkeit oder Sorgen. Wenn ich wütend bin, schwelt es in mir, und ich schleppe meine Wut länger mit mir herum.

c) Ich denke ungern nach, und es fällt mir schwer, meinen Kopf zu gebrauchen. Ich drücke mich oft über emotionale Ausbrüche aus und bin leicht überfordert, wenn ich konzentriert denken muß.

16. Zeitgefühl: Vergangenheit oder Zukunft

a) Ich lebe voll für die Zukunft. Ich plane, bereite vor, kalkuliere, bin sehr in meinem Verstand. Die Vergangenheit interessiert mich nicht, sie ist vorbei.
b) Ich plane, wenn es nötig ist, am liebsten angenehme Ereignisse wie Urlaub oder Autokauf. Ich schwelge auch gerne mal in Erinnerungen und bin dabei eher emotional als rational.
c) Planen ist mir zutiefst zuwider, lieber erinnere ich mich an schöne Zeiten in der Vergangenheit, denke auch über vergangene Fehler nach und bedaure sie („Hätte ich doch damals nicht …!")

17. Pünktlichkeit

a) Ich bin überpünktlich, immer meiner Zeit voraus, erwarte von anderen dasselbe und werde ungeduldig, wenn diese Erwartungen nicht erfüllt werden.
b) Ich bin meistens pünktlich, gelegentlich verspäte ich mich auch und renne der Zeit hinterher, besonders, wenn ich unter Streß stehe.
c) Ich renne der Zeit grundsätzlich hinterher, komme damit nicht klar, bin überfordert und komme fast immer zu spät, habe keine Kontrolle über meine Zeiteinteilung.

18. Welche Art von Urlaub spricht Sie derzeit am meisten an?

a) Eine Safari oder ein Abenteuerurlaub, bei dem ich richtig gefordert werde, körperlich wie geistig. Eventuell auch eine reine Bildungsreise, um den Horizont zu erweitern. Es darf aber kein Leerlauf im Programm sein!

b) Ein Verwöhnurlaub mit einem angemessenen Wellness- beziehungsweise Sportprogramm, am liebsten all inklusive, um richtig aufzutanken.

c) Am liebsten möchte ich auf eine einsame Insel, nichts mehr sehen, nichts mehr hören und am liebsten nie mehr zurück müssen!

19. Emotionen

a) Bei mir kochen die Emotionen schnell hoch, am ehesten werde ich wütend. Allerdings verraucht meine Wut auch schnell wieder.

b) Ich werde gelegentlich wütend oder aggressiv, rege mich auf, und diese Emotionen schwelen dann einige Zeit in mir, oder ich gerate ins Grübeln, bin frustriert.

c) Ich werde selten oder nie wütend, habe allerdings nah am Wasser gebaut, bin leicht melancholisch, darüber hinaus aber nur schwer erregbar beziehungsweise lethargisch oder auch frustriert und schnell überfordert.

20. Tapetenwechsel: Welche Landschaft sagt Ihnen am meisten zu?

a) eine steinige, zerklüftete, schroffe, bergige, abwechslungsreiche Landschaft wie der Grand Canyon oder bestimmte Alpenregionen, eventuell mit Wildwasserflüssen.

b) eine freundliche, liebliche, mediterrane Landschaft mit Meer, heiteren Städtchen und Straßencafés.

c) monotone Landschaften wie Wüsten, das ewige Eis oder eine tropische, unberührte Insel.

21. Welcher Satz trifft am ehesten auf Sie zu:

a) „Der Adler fliegt in großer Höhe am liebsten allein!"
b) „Das Leben ist an sich schon kompliziert genug."
c) „Guten Morgen, liebe Sorgen, seid ihr auch schon alle da?"

22. Träume, Ziele und Wünsche

a) „Nur der Himmel setzt die Grenzen!"
b) Ich wünsche mir einen lieben Partner, mein Auskommen, eine schöne Wohnung, einmal im Jahr Urlaub – mehr brauche ich nicht.
c) Ich möchte eigentlich nur noch meine Ruhe haben!

23. Freundschaften

a) Freundschaften sind für mich in erster Linie entweder Zweckgemeinschaften und Arbeitsbündnisse, oder ich pflege Freundschaften zum Austausch von Information und Wissen innerhalb meines Berufsbereichs.
b) Freundschaften bedeuten für mich in erster Linie Socializing, weniger Arbeitsbündnis und Informationsaustausch. Gerne mache ich mit Freunden etwas Unterhaltsames, so daß ich abschalten kann.
c) Freundschaften brauche ich, um jemandem meinen Kummer und meine Sorgen anvertrauen zu können, oder damit er/sie mich aufbaut.

24. Partnerschaft

a) Eigentlich nimmt die Arbeit in meinem Leben einen höheren Stellenwert ein als Partnerschaft, ich kann auch sehr gut alleine zurechtkommen.

b) Eine Partnerschaft ist für mich wichtig, sie ist für mich Geben und Nehmen. Ich ziehe sie dem Alleinsein vor, komme allerdings auch mit dem Singledasein klar.

c) Ich brauche eine Partnerschaft, benötige jemanden, der mich unterstützt und aufbaut. Ohne Partner käme ich gar nicht aus.

25. Verhältnis zu Geld

a) Geld kann man nie genug haben, das Leben ist zum Geldverdienen da!

b) Geld ist wichtig, aber nicht mein Lebensinhalt.

c) Hauptsache, ich komme irgendwie über die Runden, egal wie.

26. Verhältnis zur Arbeit

a) Ich lebe, um zu arbeiten.

b) Ich arbeite, um zu leben.

c) Ich muß leider arbeiten, sonst kann ich nicht überleben.

27. Auseinandersetzungen

a) Bei Auseinandersetzungen bin ich dominant und offensiv, habe das letzte Wort, bestimme und beende sie schnell.

b) Auseinandersetzungen ergeben meist ein langes Hin und Her, wenn ich nachgebe, schwelt in mir unterschwellig Frustration.

c) Auseinandersetzungen vermeide ich so gut es geht, wenn ich nicht drumherum komme, gebe ich um des lieben Friedens Willen schnell nach.

28. Eine akute Streßsituation macht Sie ...

a) energisch, gereizt oder aggressiv oder motiviert mich zu unglaublichem Tatendrang.

b) fahrig, hektisch, hastig, unüberlegt, kopflos. Ich muß mich zusammenreißen, um mich konzentrieren zu können.

c) ängstlich, läßt mich erstarren, macht mich mutlos, traurig, überfordert mich oder regt mich kurz an und erschöpft mich danach lange.

29. Eine länger andauernde Streßbelastung macht Sie ...

a) aufgedreht, voller Tatendrang, ich übertreffe mich dabei selbst oder werde gereizt.

b) grüblerisch, nachdenklich, unsicher, ich verliere allmählich die Übersicht.

c) weinerlich, verzweifelt, apathisch, sie raubt mir das letzte Quäntchen Energie.

30. Wenn Sie Auto fahren, wie ist Ihre Fahrweise?

a) sehr sportlich, mit schnellen Reaktionszeiten. Ich liebe anspruchsvolle Strecken. Auf der Autobahn fahre ich zügig bis sehr schnell, aber meist souverän, es sei denn, ich bin schlecht gelaunt, dann ist mein Fahrstil eher aggressiv.

b) hektisch, unruhig, wechselhaft, gelegentlich mit Fahrfehlern und unkonzentriert. Ich will eigentlich nur von A nach B kommen und vermeide anspruchsvolle Fahrten.

c) bedächtig bis lethargisch. Ich mache viele Fahrfehler, habe dabei Konzentrationsschwächen, komme immer wieder in unfallträchtige Situationen.

Auswertung

Die Antworten a) sind charakteristisch für den Reiztyp.
Die Antworten b) sind charakteristisch für den Anpassungstyp.
Die Antworten c) sind charakteristisch für den Erschöpfungstyp.

Wenn Sie bei a) mindestens fünf Punkte mehr erzielen als bei b) und bei c), sind Sie ein **Reiztyp**.

Wenn Sie bei a) mindestens fünf Punkte mehr erzielen als bei b) und c) zusammen, sind Sie ein **starker Reiztyp**! Seien Sie vorsichtig und achten Sie auf Ihre Gesundheit! (siehe unten die Beispiele 1 + 2)

Wenn Sie bei b) mehr Punkte erzielen als bei a) und bei c), sind Sie ein **Anpassungstyp**.

Sollten Sie bei a) und c) mehr Punkte erzielen als bei b), aber a) und c) nicht mehr als vier Punkte voneinander abweichen, sind Sie ebenfalls ein **Anpassungstyp** – allerdings einer mit stärkeren Schwankungen im Energiehaushalt.

Wenn Sie in allen drei Kategorien ungefähr gleiche Punktzahlen mit Abweichungen von höchstens drei Punkten erzielen, sind Sie ebenfalls ein **Anpassungstyp**. (siehe die Beispiele 3 bis 5 unten)

Wenn Sie bei c) mindestens fünf Punkte mehr erzielen als bei b) und a), dann sind Sie ein **Erschöpfungstyp**.

Sollten Sie bei c) mindestens fünf Punkte mehr erzielen als bei b) und a) zusammengenommen, dann sind Sie ein **starker Erschöpfungstyp** und leiden an einem manifesten Burnout-Syndrom. Seien Sie vorsichtig und achten Sie auf Ihre Gesundheit! (siehe Beispiele 6 + 7)

Beispiele:

1. Reiztyp:

a)	(b)	c)
14	9	7

2. Starker Reiztyp:

a)	b)	c)
18	(7)	5

3. Anpassungstyp (normal):

a)	b)	c)
9	(13)	8

4. Anpassungstyp (normal):

a)	b)	c)
11	(9)	10

5. Anpassungstyp (schwankend):

a)	b)	c)
(12)	7	11

6. Erschöpfungstyp

a)	b)	c)
7	9	(14)

7. Starker Erschöpfungstyp

a)	b)	c)
4	(6)	19

Sollten Sie bei Ihrem Antwortprofil dem „Reiztyp" oder gar dem „starken Reiztyp" entsprechen, folgen Sie bitte den Anweisungen im Kapitel „Das ist wichtig für den Reiztyp"!

*Sollten Sie bei Ihrem Antwortprofil dem „Anpassungstyp normal" entsprechen, folgen Sie bitte den Anweisungen im Kapitel „Das ist wichtig für den Anpassungstyp", und zwar hier der **fettärmeren** und **stärkereicheren** Ernährungsvariante!*

*Sollten Sie bei Ihrem Antwortprofil dem „Anpassungstyp schwankend" entsprechen, folgen Sie bitte den Anweisungen im Kapitel „Das ist wichtig für den Anpassungstyp", und zwar hier der **fettreicheren** und **stärkeärmeren** Variante!*

Sollten Sie bei Ihrem Antwortprofil dem „Erschöpfungstyp" entsprechen, folgen Sie bitte den Anweisungen im Kapitel „Das ist wichtig für den Erschöpfungstyp"!

Das ist wichtig für den Reiztyp

Der Reiztyp ist jemand, bei dem die Energie vom Körper nach außen geleitet wird, zum Beispiel als Betriebsstoff in die willkürliche Muskulatur, in das Herz-Kreislauf-System, wo die Energie freigesetzt wird. Der Sympathikus (Streßnerv) ist dominant, daher ist durch fehlende Enzyme auch die Verdauungskraft schwach. Deshalb ist die ideale Ernährung für den Reiztyp eine vollwertige, leichtverdauliche Kost mit wenig Fleisch, die nicht viel Eiweiß und nur wenig Fett enthält und auch noch enzymreich ist. Enzyme und enzymanregende Stoffe sind wichtig, da der Organismus des Reiztyps von sich aus nicht allzu viel davon zur Verdauung bereitstellt. Pro Mahlzeit sollte der Eiweißanteil nicht mehr als maximal 20 Prozent ausmachen. Wenn Sie sich einen Teller vorstellen mit Fleisch (Eiweiß), Gemüse und Kartoffeln (Kohlenhydrate) und Fett (oft im Eiweiß enthalten), dann sieht die optimale Verteilung bei Ihnen als Reiztyp ungefähr so aus:

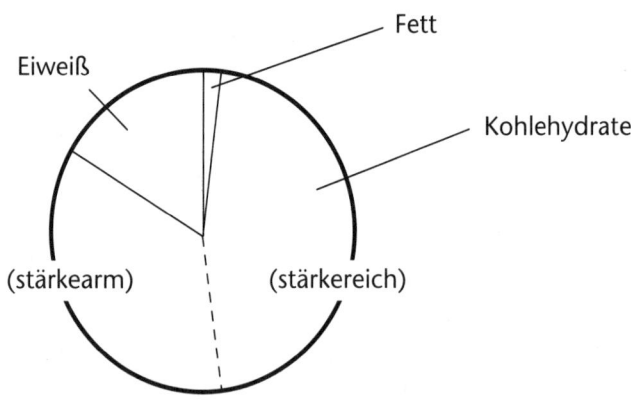

Der Eiweißanteil könnte z. B. aus einem Stückchen Putenbrust bestehen, der Fettanteil aus einem sehr kleinen Stück Kräuterbutter, und die restlichen knapp 80 Prozent aus Gemüse sowie Kartoffeln oder Reis, dem Kohlenhydratanteil. Dieser sollte idealerweise zu 50 Prozent stärkearm und zu 50 Prozent stärkereich sein, das Verhältnis sollte bei höchstens 65 zu 35 Prozent zugunsten der stärkearmen Kohlenhydrate liegen.

Die „Teller", die ich Ihnen in diesem und in den beiden nächsten Kapiteln aufzeigen werde, beziehen sich auf die Mengenangabe, nicht jedoch auf die Anzahl der Kalorien! Das bedeutet, daß die stärkearmen Kohlenhydrate zwar den meisten Platz auf dem Teller einnehmen, aber nicht die meisten Kalorien liefern.

Es ist nicht nötig, die Mengen abzuwiegen, orientieren Sie sich an der optischen Verteilung. Das ist einfach und geht schnell, und es kommt auch nicht so sehr auf hundertprozentige Genauigkeit an, da die Übergänge zwischen den Typen sowieso fließend sind!

Nahrungsmittel für den Reiztyp

Für jeden Typ gelten bestimmte Einschränkungen, beim Reiztyp sollten besonders Fett und Eiweiß reduziert werden.

Obst

Obst ist für den Reiztyp nahezu uneingeschränkt erlaubt. Beim **tropischen Obst,** das ausschließlich auf tropische Regionen beschränkt ist, sind vor allem Papaya, Ananas oder Litschis zu empfehlen. **Süd- und Zitrusfrüchte**, die in unseren mitteleuropäischen Breiten nicht im Freiland gedeihen können, aber nicht auf tropische Regionen beschränkt sind, sollten jedoch nicht häufiger als einmal pro Woche verzehrt werden. Bei extrem schwacher Verdauung kann es allerdings sinnvoll sein, die Nahrung durch deren Enzyme zu ergänzen. Doch dazu später mehr. Hier die Liste aller für den Reiztyp geeigneten Obstsorten:

OBST (alle erlaubt)	
Heimisches Obst: Sie können es jeden Tag verzehren, sollten es mindestens dreimal wöchentlich essen.	Beerenobst: Himbeeren, Heidelbeeren, Johannisbeeren (die schwarzen sind besser als die roten!), Erdbeeren, Brombeeren, Stachelbeeren, Weintrauben, Rosinen. Steinobst: Pfirsiche, Nektarinen, Aprikosen, Pflaumen, Mirabellen, Kirschen. Kernobst: Äpfel, Birnen, alle übrigen heimischen Obstsorten, hier nicht aufgeführt
Südfrüchte: Diese sollten Sie nicht so oft essen, können sie aber gelegentlich verzehren. Auch im Winter nicht zu exzessiv, da meiner Beobachtung nach Erkältungen eher zunehmen, wenn man viele Südfrüchte verzehrt.	Kiwis, Mandarinen, Zitronen, Grapefruit, Orangen, Pampelmusen, Limonen, Clementinen, Khakis, Feigen, alle Arten von Melone, Okras, Datteln (frisch und getrocknet), Quitten
Tropisches Obst und Exoten: Diese nur gelegentlich, ca. 2 bis 4 mal im Monat verzehren, die fett gedruckten aber regelmäßig.	**Ananas, Banane,** Durian, Guave, **Litschis, Longan, Papaya,** Passionsfrucht, andere tropische Früchte

(Vgl. Tabellen für Nahrungsmittel in: Wolcott, Fahey, Königs: *Essen, was mein Körper braucht!* – siehe Literaturverzeichnis)

TIP

Für Leute mit wenig Frühstücksappetit: Ich habe die Erfahrung gemacht, daß eine Handvoll säuerlich schmeckendes Beerenobst, ca. zehn Minuten vor dem eigentlichen Frühstück verzehrt, den Appetit anregen kann. Optimal sind meines Erachtens Himbeeren und Heidelbeeren.

Marmeladen und Konfitüren sind alle erlaubt, sofern sie zuckerfrei und mit Agavendicksaft oder Birnensaft gesüßt sind. Pektin halte ich für diese Zwecke für nicht so günstig, obwohl es an sich ein wertvoller Bestandteil gesunder Ernährung sein kann.

Gemüse

Gemüse ist grundsätzlich für alle Typen gut. Allerdings gibt es einige Sorten, die nicht so gut zum Nährstoffprofil des Reiztypen passen. Am besten wird eine stärkereiche Gemüsesorte mit einer oder mehreren stärkearmen Gemüsesorten kombiniert. Als grobe Faustregel gilt: Wurzelgemüse ist im allgemeinen stärkereicher als Blatt- und Sprossengemüse! Meiden sollten Sie bestimmte Gemüsesorten, die in roher Form die Schilddrüsenfunktion beeinträchtigen. Dazu zählen roher Kohl, rohe Kresse, Erdnüsse, nicht fermentierte Sojaprodukte (z.B. Tofu) und rohes Sauerkraut. In der Liste unten führe ich die besonders geeigneten Gemüsesorten auf. Die Idealen sind **fett** gedruckt, die Neutralen *kursiv*.

GEMÜSE UND SALATE	
Viel Stärke	**Süßkartoffel, Kartoffel,** *Kastanie,* **Kürbis (alle Arten), gelbe Rüben**

Wenig Stärke	Aubergine, Blattsalat, Brokkoli, Eisbergsalat, Feldsalat, Fenchel, Frühlingszwiebeln, grüne Bohnen, Gurke, Knoblauch, Kohlrüben, Kohl, Kopfsalat, Löwenzahnblätter (Salat), Mais, *Meerrettich*, **Okra, Pastinaken, Paprika (alle),** *Pilze*, **Porreegemüse, Rote Beete, Radicchio, Rettich, Ruccola, alle Arten von Sprossengemüse, Sellerie,** *Spinat*, **Tomate, Wasserkresse, Brunnenkresse, Zwiebel, Zucchini**

(Vgl. Tabellen für Nahrungsmittel in: Wolcott, Fahey, Königs: *Essen, was mein Körper braucht!* – siehe Literaturverzeichnis)

TIP

Besonders im Winter kann es sinnvoll sein, Sprossen und Keimlinge im Blumenkübel selbst zu ziehen und zu verwenden, da diese uns in den Wintermonaten optimal mit Vitaminen und Mineralstoffen versorgen!

Getreide

Als Reiztyp benötigen Sie Getreide als Energielieferanten. Es zählt zu den stärkereichen Kohlenhydratlieferanten. Kombinieren Sie Getreide in jeder Form mit fettarmen Eiweißträgern in der passenden Menge. Wenn Sie Brot essen, ist es von Vorteil, auf Natursauerteigbrot zurückzugreifen, da es wesentlich besser verdaulich ist und mehr Mineralstoffe und Spurenelemente liefert. Weißmehl ist ungeeignet. In der Liste zeige ich nur ideale und neutrale Getreidesorten auf. Die Idealen sind **fett** gedruckt, die Neutralen *kursiv*. Weizen ist nicht so günstig wie andere Getreidesorten.

GETREIDE	Amaranth, Gerste, Vollkornreis, Parboiled Reis, Mais, Buchweizen, Dinkel, Hirse, Hafer, Roggen, Tritikale, *Weizen, alle anderen Getreidesorten*

(Vgl. Tabellen für Nahrungsmittel in: Wolcott, Fahey, Königs: *Essen, was mein Körper braucht!* – siehe Literaturverzeichnis)

TIP

Machen Sie nicht den Fehler, Getreide direkt mit Obst zu kombinieren. Das saure Obst kann die Aufnahme von Enzymen beeinträchtigen, die der Getreide-/Stärkeverdauung dienen. Problematisch sind vor allem saure Zitrusfrüchte. Lassen Sie daher immer etwas Zeit zwischen dem Verzehr von Obst und Getreide(produkten) vergehen.

Nüsse, Samen, Öle und Fette

Sie brauchen ein gewisses Quantum an Fetten und Ölen, um Ihren Stoffwechsel zu optimieren, aber Sie sollten darauf achten, wirklich nur wenig davon zu verzehren. Insbesondere Nüsse und fettreiche Samen sollten Sie nicht oft und wenn, dann nur sparsam verzehren. In der folgenden Liste finden Sie die für Sie geeigneten Fette, Öle, Nüsse und Samen. Die Idealen sind **fett** gedruckt, die Neutralen *kursiv*.

NÜSSE, SAMEN, ÖLE UND FETTE	*Walnüsse*, **Kürbiskerne**, *Sonnenblumenkerne*, **Mandeln, Cashews, Haselnüsse,** *Pistazien*, **Kokosnuß, Kokosmilch und Kokosfett, Butter, Butterfett, Ghee, Leinöl, Olivenöl, Walnußöl**

Einen Teil der natürlichen Fette und Öle beziehen Sie aus den Eiweißträgern, besonders Fleisch und Fisch. Deshalb brauchen Sie kaum zusätzliches Fett. Verwenden Sie zum Braten und Erhitzen generell nur Kokosfett, Butter oder Ghee, aber keine Pflanzenöle (außer Olivenöl). Essen Sie nur gelegentlich ein paar Nüsse als Zwischenmahlzeit. An einem Tag, an dem Sie auch Fleisch oder Fisch essen, sollten Sie diese besser weglassen.

TIP

Leinöl ist besonders reich an Omega-3-Fettsäuren. Allerdings ist es nur sehr begrenzt haltbar und wird an der Luft schnell ranzig. Kaufen Sie es am besten in kleinen Glasflaschen (niemals in Plastikflaschen!), die lichtundurchlässig sind, bewahren Sie es im Kühlschrank auf und verbrauchen es zügig. Länger als zwei, maximal drei Tage sollte Leinöl auch kalt und lichtundurchlässig nicht aufbewahrt werden!

Hülsenfrüchte

Hülsenfrüchte sollten Sie nach Möglichkeit nur ganz selten verzehren, da sie Purine enthalten – das sind Stoffe, die unter anderem auch den Streßnerv Sympathikus stärken. Sie eignen sich daher nicht besonders gut für den Reiztypen. Verzehren Sie daher nur selten Nahrungsmittel aus der folgenden Liste:

Hülsenfrüchte	Butterbohnen, braune Bohnen, Erbsen (frisch und getrocknet), Feuerbohnen, Kichererbsen, Limabohnen, Linsen, rote, schwarze und weiße Bohnen

Milchprodukte

Milchprodukte sind an sich purinarme und leichte Eiweißträger und eignen sich sehr gut für den Reiztypen, allerdings können sie seine Verdauung belasten. Denn Milcheiweiß zählt zu den schwer verdaulichen Eiweißen, deren Verträglichkeit individuell sehr verschieden ist. Es ist möglich, daß Milchprodukte bei Ihnen Blähungen, Unbehagen und Verdauungsschwierigkeiten hervorrufen, selbst wenn Sie nicht allergisch dagegen sind und keine Laktose-Intoleranz haben. Beobachten Sie bitte, ob dies auch bei Buttermilch (in Maßen genossen) und Naturjoghurt der Fall ist, die für Ihr Immunsystem vorteilhaft wären. Sollten Sie mit Milchprodukten Schwierigkeiten haben, so könnten Produkte aus Ziegen- und Schafsmilch besser für Sie sein. Die für Sie idealen Milchprodukte in der nachfolgenden Liste sind **fett** gedruckt, die neutralen *kursiv*:

MILCH-PRODUKTE	Magerer Quark bis maximal 20% Fett, Naturjoghurt, *Buttermilch*, **Butterkäse**, **Feta**, *fettarme Milch 1,5%*, **Gorgonzola**, *magere Käsesorten bis maximal 40% Fett in Tr.*, **Ziegenmilch**, **Ziegenkäse**

Wer größere Verdauungsprobleme hat (nicht nur Laktose-Intoleranz oder Allergie!), sollte Kuhmilchprodukte meiden. Produkte aus Ziegenmilch sind geschmacklich gewöhnungsbedürftig, aber insgesamt leichter verdaulich. Achtung: Auch Hautjucken, Nervosität, Blähungen oder Müdigkeit können auf eine Verdauungsschwäche hinweisen! Einige Wochen Kuhmilchabstinenz kann sich auch psychisch vorteilhaft für den Reiztypen auswirken und ihn gelassener machen, wie mir Patienten schon bestätigt haben.

Fleisch, Fisch und andere Eiweißträger

Als Reiztyp sollten Sie insbesondere leichte, purin- und fettarme Eiweißträger verzehren, Sogenanntes rotes Fleisch ist für Sie ungeeignet. Achten Sie darauf, mit nur wenigen Ausnahmen die Nahrungsmittel zu verzehren, die in der Liste stehen. Die Idealen sind **fett** gedruckt, die Neutralen *kursiv*.

FLEISCH	**Geflügel, Brust: Truthahn, Pute, Hühnchen.** *Suppenhuhn, Hühnerbein, Putenkeule.* Achten Sie immer darauf, bei Fleisch das weiße Fleisch zu essen. Andere Fleischsorten als Geflügel sollten Sie nur ausnahmsweise verzehren, wie mageren Aufschnitt, mageres Schweinefleisch, mageren (Koch)Schinken
FISCH	**Dorsch, Flußbarsch, Forelle,** *Hecht,* **Heilbutt, Kabeljau, Schellfisch, Steinbutt, Thunfisch und Wels.** Meiden Sie alle Meeresfrüchte, also Seeigel, Kaviar, Garnelen, Krabben, Krebse, Hummer, Langusten etc., essen Sie nur selten die fettreichen Fischsorten wie Lachs, Makrele, Sardine oder Sardelle
EI UND ANDERE	**Hühnerei**

(Vgl. Tabellen für Nahrungsmittel in: Wolcott, Fahey, Königs: *Essen, was mein Körper braucht!* – siehe Literaturverzeichnis)

TIP

Eigelb ist einer der „Breitbandlieferanten" für Vitamine und Mineralstoffe: Es enthält in Spuren alle Vitamine außer Vitamin C, vor allen Dingen auch Lecithin und viele Mineralstoffe. Falls keine Allergie gegen Eier vorliegt, sollten Sie sich immer mal wieder ein Ei gönnen, beispielsweise zum Frühstück. Das Eigelb ist sogar wertvoller als das Eiweiß. Und wenn Sie sich an die übrigen Ernährungsratschläge in diesem Kapitel halten, müssen Sie auch keine Angst vor hohen Cholesterinwerten haben!

Getränke

Es ist wichtig, daß Sie ausreichend trinken. Aber die Getränke müssen zu Ihnen passen und dürfen nicht zu den Energielieferanten gezählt werden. Bier zum Beispiel liefert Energie, auch Fruchtsäfte tun dies. Trinken Sie überhaupt nur wenig und selten Fruchtsäfte und wenn, dann nur frisch gepreßte Fruchtsäfte ohne irgendwelche Zusätze. Sie können jedoch gelegentlich, u. U. sogar täglich, frisch zubereiteten Gemüsesaft trinken, den Sie mit einigen Tropfen Olivenöl (das verbessert die Vitaminaufnahme) versetzen. Gemüsesaft liefert zwar auch Energie, kann aber durchaus einen gewissen therapeutischen Nutzen entfalten, da er Ihnen die Vitamine und Mineralstoffe liefert, die Ihren Stoffwechsel wieder ins Gleichgewicht bringen.

Ideale Getränke für täglich	Basisches Aktivwasser, Quellwasser, leicht mineralisierte Mineralwässer wie Volvic, Vittel, Plosé und Evian, natriumarme Wässer (alle ohne Kohlensäure), Kräutertee, Pfefferminztee, Rooibos-Tee
Ideale Getränke für gelegentlich	Milchsauer vergorene Getränke wie Grape Cooler, Kinnie's, Kefir/Kombucha, Grüner Tee. Stark verdünnte Schorlen aus naturreinen Fruchtsäften, vor allem aus Apfel,

	Birne, Traube, Johannisbeere und Kirsche, Mischungsverhältnis 2 Teile Wasser zu 1 Teil Saft. Frisch gepreßte Gemüsesäfte, Mineralwässer mit hohem Mineralstoffgehalt, aber ohne Kohlensäure!
Getränke, die möglichst gemieden werden sollten	Kaffee, Schwarzer Tee, Mate-Tee, Cola-Getränke, Limonaden, Biere (auch alkoholfreie), alle Alkoholika, abgepackte und vor allen Dingen mit Zucker versetzte Fruchtsäfte, Ginger Ale, alle mit Chinin versetzten Limonaden, Mineralwässer und Tafelwässer mit Kohlensäure, Energy-Drinks

Was sonst noch wichtig für den Reiztyp ist

Wichtig ist, daß Sie essen, bis Sie satt sind, und nicht, bis Sie platzen. Essen Sie lieber eine (oder zwei) Zwischenmahlzeiten, als sich mit einer Mahlzeit vollzustopfen und dann für sechs Stunden keinen Appetit mehr zu haben. Ebenso gut ist es möglich, daß Sie tatsächlich nur drei Mal täglich essen sollten. Das ist bei jedem unterschiedlich und nicht nur von Typ zu Typ verschieden. Achten Sie hierbei auf die Botschaften Ihres Körpers, der mit einem leichten Hungergefühl signalisiert, daß er enzymatisch für die Nahrungsaufnahme bereit ist, er also Verdauungssäfte ausschüttet. Den größten Gefallen erweisen Sie sich damit, Ihre Mahlzeiten so abzustimmen, daß Sie zu den Hauptmahlzeiten ein gesundes Hungergefühl haben, aber nicht übertrieben hungrig sind.

Essen Sie abends nicht zu spät (das heißt möglichst vor 19 Uhr Winterzeit beziehungsweise vor 20 Uhr Sommerzeit), und nehmen Sie nur noch kleine Portionen zu sich, vor allem eiweißarme. Teilen Sie es am besten so ein, daß Sie zum Frühstück und zum Mittagessen jeweils rund 20 bis 25 Prozent eiweißreicher Nahrungsmittel auf dem Teller liegen haben (also rund ein Fünftel bis ein Viertel) und zum Abendessen nur noch 10 Prozent (also ein Zehntel), das kann Ihnen in vielen Fällen weiterhelfen. Die meisten Menschen halten dies umgekehrt, verzehren zum Frühstück fast ausschließlich Kohlenhydrate, da diese schnell Energie liefern, und zum Abendessen mehr Eiweiß. Abends mehr Eiweiß zu essen ist zum Beispiel für den Erschöpfungstyp von Vorteil, aber nicht für Sie. Ein reichhaltiges, zu spätes oder auch nur zu eiweiß- und fettreiches Abendessen könnte bei Ihnen als Reiztyp zu schlechtem oder flachem Schlaf, Schlafstörungen, Alpträumen, Verdauungsproblemen oder längeren Wachphasen führen. Zum Frühstück hingegen starten Sie mit ein wenig Eiweiß optimal in den Tag.

Versuchen Sie bei all Ihren Mahlzeiten, Ihren Teller ungefähr wie in der Zeichnung zu Anfang des Kapitels zu füllen. Sollte dies bei Ihnen zu keiner Befindlichkeitsverbesserung führen, machen Sie den Test in dem Kapitel „Weitere wichtige Details":

Meiden Sie Alkohol und Zucker!

Alkohol regt die Insulinausschüttung an, führt zur Bildung von Körperfett und zu Blutzuckerschwankungen. Es ist wirklich wichtig, daß Sie gerade in der Anfangsphase Ihrer Ernährungsumstellung Alkohol in jeder Form so gut wie völlig meiden. Damit ist auch das Feierabendbier gemeint. Mit Zucker kommt der Reiztyp etwas besser zurecht als der Anpassungs- und der Erschöpfungstyp. Doch generell ist er für alle Typen schlecht. Süßen Sie besser mit Honig, Ahornsirup oder Agavendicksaft.

Geringe Mengen von Zucker sind gelegentlich statthaft, wenn es den Rezepten einen besonderen Pfiff gibt. Ansonsten bestehen bei Obst, das ja auch Fruchtzucker enthält, diesbezüglich keinerlei Einschränkungen.

Auf **Koffein** in jedweder Form sollten Sie soweit es geht verzichten. Denn es regt Sie noch mehr an, so daß Sie übererregt und noch reizbarer, noch aggressiver werden und vor allem noch schlechter schlafen. Meiden Sie von daher Energy-Drinks, Grünen Tee, Kaffee, Cola, koffeinhaltige Limonaden, Mate-Tee und Schwarzen Tee.

Nahrungsergänzungsmittel

Eigentlich sind für das Konzept von *Power Food für die Psyche* keine speziellen Nahrungsergänzungsmittel vorgesehen. Auch möchte ich für solche Produkte keine Werbung machen. Doch um besonderen Ansprüchen zu genügen, etwa wenn der gesundheitliche Zustand insgesamt sehr zu wünschen übrig läßt, gebe ich Ihnen einige allgemeine Tips für ausgewählte Ergänzungsmittel. Wenn Sie spezielle Fragen zum Thema Nahrungsergänzung haben, können Sie mich gerne unter der hinten im Buch angegebenen E-Mailadresse anschreiben.

Enzyme

Der Reiztyp verfügt in aller Regel über eine nur schwache Verdauung. Deswegen ist es sinnvoll, diese – nicht immer, aber gelegentlich – mit Enzymen und enzymstimulierenden Präparaten zu stärken, besonders dann, wenn Sie in Eile sind, unter Streß stehen und etwas essen müssen/wollen. Es gibt verschiedene Enzympräparate auf dem Markt, nehmen Sie solche, die die Verdauung verbessern sollen. Enzymstimulierende Präparate sind z.b. Bitterstoffe und Pepsinwein.

Antioxidantien

Für den Reiztyp sind Antioxidantien ein wichtiges Thema, da psychischer Streß auch körperlichen beziehungsweise oxidativen Streß auslöst, der durch Antioxidantien abgefangen werden will. Antioxidantien schützen vor Zellalterung und Zellzerstörung und vor vielen, vor allem degenerativen Erkrankungen – vor Krebs, Arteriosklerose und Herz.Kreislauf-Problemen. Es gibt viele antioxidative Präparate auf dem Markt, von Vitamin-Kombinationen bis hin etwa zu dem bekannten Traubenkernextrakt.

Anthocyane

Anthocyane sind bestimmte sekundäre Pflanzenstoffe aus blauen und schwarzen Beeren, die eine besonders durchblutungsfördernde Funktion haben und auch Gefäßablagerungen verhindern können sollen. Ich konnte damit schon einige sehr bemerkenswerte Erfolge bei Menschen von über 80 Jahren beobachten. Anthocyane verbessern meiner Beobachtung nach auch Konzentration und Kurzzeitgedächtnis und haben darüber hinaus viele weitere positive Eigenschaften. Es kann gerade für den Reiztyp sinnvoll sein, diese bisweilen als Nahrungsergänzung einzunehmen.

Magnesium

Es zählt zu den wichtigen Mineralstoffen für den Reiztyp, da es insbesondere das Herz schützt und auch ausgleichend auf das vegetative Nervensystem wirkt. Ich empfehle es in Form von

Magnesiumorotat, das zudem den Heißhunger auf Süßigkeiten dämpft. Magnesium sollte man am besten abends einnehmen.

Serotonin

Griffonia, eine afrikanische Pflanze, enthält mit die größte vom Menschen verwertbare Menge einer Vorstufe des Serotonins (das sogenannte „Wohlfühlhormon"), das auch die Folgen von Streßeinwirkung und vor allem von Burnout/Depressionen und Reizzuständen mildern kann. Es gibt verschiedene solcher Nahrungsergänzungen, einige davon müssen aus dem Ausland importiert werden.

Vitamin C

Es ist nicht nur antioxidativ, also zellschützend, sondern wirkt außerdem positiv auf den Energiehaushalt des Menschen ein. Es dämpft nämlich bestimmte Aspekte der Energiefreisetzung und verbessert die Energiegewinnung, kann also dem Reiztyp zum Ausgleich verhelfen. Eine Nahrungsergänzung ist jedoch nur dann anzuraten, wenn der Verdacht besteht, daß die tägliche Ernährung nicht genügend Vitamin C enthält. Wenn Sie täglich zwei Mal Früchte essen, haben Sie in aller Regel genügend Vitamin C zur Verfügung.

Fermentierte Nahrungsergänzungsmittel

Fermentierte Nahrungsergänzungsmittel wie beispielsweise der bekannte Kanne Brottrunk oder die sogenannten Rechtsregulate können die Verdauung unterstützen, die Darmflora optimieren und so indirekt die körpereigene Abwehr verbessern. Ich empfehle diese Nahrungsergänzungsmittel insbesondere dann, wenn hartnäckige Verstopfung vorliegt, aber auch bei Reizdarmsyndrom können sie (dann allerdings in geringer Dosierung) von Vorteil sein.

Omega-3-Fettsäuren

Diese sind für alle Typen insofern empfehlenswert, als sie wichtige Stoffwechselvorgänge im Körper steuern und auf diesem Weg die Entzündungsbereitschaft des Organismus herabsetzen, was auch für die optimale Nährstoffverwertung von Bedeutung ist. Falls Sie sich an die Ernährungsempfehlungen halten, ca. zwei Mal wöchentlich etwas von den empfohlenen Fischsorten essen und zusätzlich immer mal kleine Mengen Leinöl verwenden, halte ich es nicht für notwendig, eine Ergänzung vorzunehmen, es sei denn, Sie leiden an einer (entzündlichen) Krankheit.

Keine Kombipräparate

Ich rate Ihnen davon ab, die handelsüblichen Vitamin- oder Mineralstoff-Kombipräparate einzunehmen. Auch wenn bei Ihnen durch labortechnische Analysen bestimmte Mangelerscheinungen festgestellt wurden, sollten Sie diese nicht durch hohe Mengen der entsprechenden Vitamine und Mineralstoffe kompensieren. Es kann sinnvoller sein, den Ernährungsempfehlungen für eine Weile zu folgen, Ihr psychisches und physisches Empfinden zu beobachten und eventuell später noch einmal eine neue Analyse vornehmen zu lassen.

Gewürze

Beim Würzen müssen Sie als Reiztyp einiges beachten, was für die anderen Stoffwechseltypen nicht so wichtig ist. Dies betrifft zum Beispiel den Umgang mit **Salz**. Ich rate Ihnen, dieses sparsam zu verwenden und auch auf verstecktes Salz wie in Käse und Wurst zu achten.

Großzügig umgehen und eigentlich uneingeschränkt verwenden dürfen Sie sämtliche **Küchenkräuter** (Petersilie, Schnittlauch, Majoran, Oreganum, Thymian, Salbei, Lorbeer, Basilikum, Kümmelsamen, Fenchelsamen etc.). Besonders Basilikum ist frisch für Sie sehr empfehlenswert. Uneingeschränkt dürfen Sie auch Knoblauch und Zwiebel verwenden. An **exotischen Gewürzen** empfehle ich Ihnen besonders Koriander und Galgant. **Galgant** gilt in den traditionellen Heilkünsten des Ostens als der „große vegetative Harmonisierer", und er regt vorzüglich die Verdauung an. Für Curry, Cayennepfeffer, Ingwer und andere exotische Spezereien vor allem aus dem asiatischen Raum gelten keinerlei Einschränkungen, es sei denn, Sie schwitzen leicht. Sofern Sie jedoch bei heißem Wetter oder körperlicher Arbeit viel und leicht schwitzen, sollten Sie diese Gewürze nur wenig und selten verwenden. Dasselbe gilt für den Umgang mit **Gewürznelken**. **Zimt** ist für Ihren Typ ebenfalls sehr gut geeignet, es wirkt zudem blutzuckersenkend!

Bei **Gewürzpaprika** (edelsüß und rosenscharf) rate ich zu moderatem Umgang. Vorsichtig sein sollten Sie vor allem mit **Pfeffer**. Nicht so sehr, weil er für Ihren Typ problematisch wäre, sondern vielmehr deswegen, weil er meist schadstoffbelastet ist. Alle übrigen Gewürze sind gelegentlich o.k., unterliegen aber keiner besonderen Empfehlung von mir. Verwenden Sie nur sparsam **Essig**. Balsamico- und Weinessig halte ich wegen ihrer enzymanregenden Eigenschaften für besser als Haushaltsessig. **Würzsaucen** und **Senf** können Sie in moderater Menge verwenden, allerdings sollten Sie auf Zuckerzusätze achten. Mit **Pestosaucen** sollten Sie wegen der Fette und Öle eher sparsam umgehen. Hier sind die roten Sorten für Sie eher von Vorteil als die grünen. Für Ihren Typ besonders geeignet sind die nicht so scharfen Würzsaucen aus der mexikanischen/lateinamerikanischen Küche.

Das ist wichtig
für den Anpassungstyp

Beim Anpassungstyp wird die zur Verfügung stehende Energie nicht mehr so sehr nach außen geleitet, weil die dazu anregenden Mechanismen bereits weitgehend erschöpft sind. In der Summe herrscht „Ausgewogenheit" vor, aber diese hat nichts mit Harmonie zu tun. Denn es gibt Schwankungen im Energiehaushalt, die den Anpassungstyp bei starken Streßreizen zwar noch kurzfristig anregen, aber nach einer Weile urplötzlich erschöpfen lassen, so als sei bei ihm „der Stecker gezogen worden". Von diesen Erschöpfungsphasen erholt sich der Anpassungstyp nach einer gewissen Ruhephase wieder, und das Spiel kann von vorne losgehen.

Diese Energieschwankungen machen die vermeintliche Ausgewogenheit zunichte. Mit der richtigen Kost lassen sie sich jedoch regulieren. Konkret bedeutet dies, stärkearm, aber nicht kohlenhydratarm zu essen. Je ausgeprägter die Schwankungen sind, desto stärkeärmer muß die Diät sein. Daher gibt es für den Anpassungstypen zwei unterschiedliche „Teller".

Der erste ist für den Typ, der bei „b)" die meisten Antworten erzielt oder bei a), b) und c) ungefähr gleich viele Antworten hat:

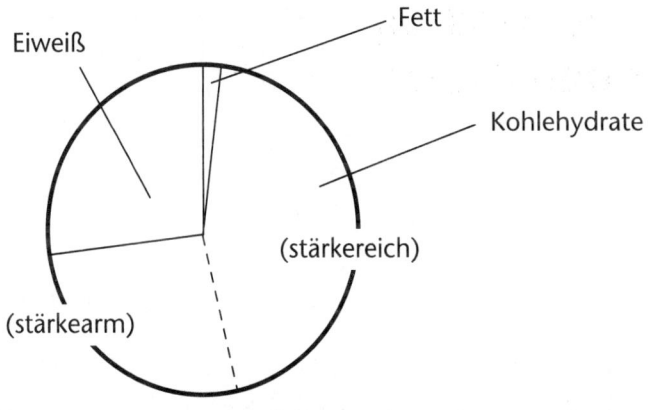

Die Verteilung besteht aus rund 3 Prozent Fett, etwas über einem Viertel (oder 25 Prozent) Eiweiß und etwa 70 Prozent Kohlenhydraten, wobei von diesen 70 Prozent etwa zwei Drittel auf die stärkearmen und rund ein Drittel auf die stärkereichen Kohlenhydrate entfallen. Wenn Sie Ihren Teller unmittelbar vor sich sehen, stellen Sie sich das bitte so vor: Ein gutes Viertel besteht aus Eiweiß (Fleisch, Fisch oder Ei), dazu ein kleines Stückchen Kräuterbutter oder etwas Tomaten-Basilikum-Pesto. Fast drei Viertel machen die Kohlenhydrate aus, von denen etwa ein Viertel aus Kartoffeln oder Reis (oder Nudeln, falls Sie die lieber mögen) bestehen sollte und etwas weniger als die Hälfte aus Gemüse: Zucchini, Lauch, grüne Bohnen, Paprika, Sellerie, Aubergine, Sprossen etc.

Wenn Sie sich regelmäßig nach diesen Vorgaben ernähren und zumindest in der ersten Zeit Zucker (auch natürliche Zucker und Fruchtzucker) meiden, werden Sie schon sehr viel erreichen.

Sollten Sie allerdings zum „schwankenden" Anpassungstyp gehören (siehe Punkt 5 der Auswertung des Testes), sieht das ganze anders aus:

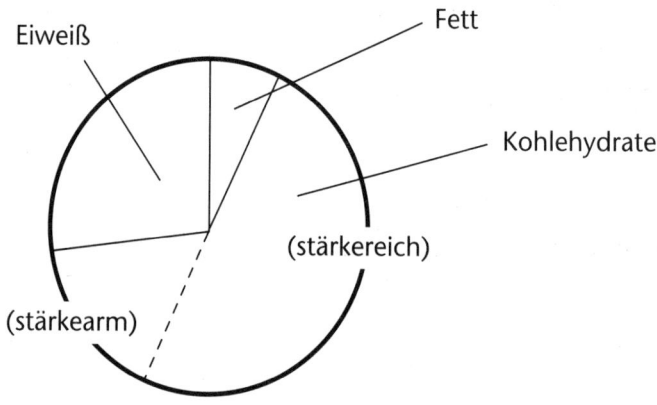

Die starken Schwankungen bei der zweiten Spielart des Anpassungstyps machen eine langsamere Verdauung/Verbrennung nötig. Daher brauchen diese Menschen weniger von den stärkereichen Kohlenhydraten, die recht schnell Energie liefern, als die Personen der ersten Variante dieses Typs. Der Eiweißanteil bleibt gleich, aber der Fettanteil wird etwas erhöht. Die Essensportionen sollten also zu gut einem Viertel aus Eiweiß (Fleisch, Fisch oder Ei) bestehen, zu knapp unter 70 Prozent (etwas weniger als drei Viertel) aus Kohlenhydraten und zu rund 4 bis 5 Prozent aus Fett.

Bei gleichbleibenden Mengen an Fleisch oder Fisch kommt etwas mehr Kräuterbutter (oder Tomaten-Basilikum-Pesto) auf den Teller, aber der Anteil an Zucchini, Lauch oder grünen Bohnen wird gegenüber den Kartoffeln (oder dem Reis) deutlich erhöht. Dies bewirkt eine langsamere und gleichmäßigere Verbrennung und damit ein ausgeglicheneres Energieniveau. Sie werden merken, daß Sie in Streßsituationen nicht mehr so aufgedreht sind und nach Feierabend nicht mehr so schnell müde werden, da die Energie dem Körper langsamer und gleichmäßiger zur Verfügung gestellt wird. Es ist wie beim Autofahren: Fahren Sie konstant 120 Stundenkilometer, so ist das günstiger, als wenn Sie eine Weile 200 fahren und später nur noch 40!

Nahrungsmittel für den Anpassungstyp

Obst

Südfrüchte und tropische Früchte halte ich beim Anpassungstyp für problematisch, da sie für ihn schwer verdaulich sind. Von Ernährungs-„experten" wird zwar häufig empfohlen, besonders in den Wintermonaten Südfrüchte zu verzehren, ich selbst esse sie aber grundsätzlich nicht. Im Vergleich zu den meisten meiner Zeitgenossen habe ich eine geradezu phänomenale Erkältungsresistenz. Wohingegen viele, die ich persönlich kenne, mit „einer Orange pro Tag" von einer Erkältung in die nächste schlittern. Als Anpassungstyp rate ich Ihnen daher besonders, Süd- und exotische Früchte weitestgehend zu meiden, während Sie alles andere Obst uneingeschränkt essen können. Doch auch, wenn eine Obstsorte empfehlenswert für Sie ist, kann es sein, daß ein halbes Pfund davon Ihnen nicht gut tut. Die besonders empfehlenswerten Obstsorten unten sind **fett** gedruckt, die neutralen *kursiv*. Beachten Sie auch den „Orangensaft-Test" im übernächsten Kapitel!

OBST	
Heimisches Obst (Dieses können Sie jeden Tag verzehren, sollten es mindestens zweimal wöchentlich essen)	Beerenobst: Himbeeren, Heidelbeeren, Johannisbeeren (die schwarzen sind besser als die roten!), Erdbeeren, Brombeeren, Stachelbeeren, Weintrauben Steinobst: Pfirsiche, Nektarinen, Aprikosen, Pflaumen, Mirabellen, Kirschen Kernobst: Äpfel, Birnen,
Südfrüchte (Südfrüchte sollten Sie wirklich nur sehr selten verzehren, Sie können aber auch ganz auf sie verzichten)	*Kiwis, Mandarinen, Zitronen, Grapefruit, Orangen, Pampelmusen, Limonen, Clementinen, Khakis, Feigen, alle Arten von Melone,* **Okras,** *Datteln (frisch und getrocknet), Quitten*
Tropisches Obst und Exoten (nur gelegentlich, es kann aber auch darauf verzichtet werden).	*Ananas,* **Banane** (am besten nicht ganz reif, nicht mit braunen Flecken auf der Schale!)

(Vgl. Tabellen für Nahrungsmittel in: Wolcott, Fahey, Königs: *Essen, was mein Körper braucht!* – siehe Literaturverzeichnis)

Gemüse und Salate

Kombinieren Sie eine oder mehrere stärkearme Sorte(n) mit einer stärkereichen Sorte, nicht jedoch mehrere stärkereiche Sorten miteinander. Meiden sollten Sie bestimmte Gemüse, die in roher Form die Schilddrüsenfunktion beinträchtigen. Dazu zählen roher Kohl, rohe Kresse, Erdnüsse, nicht fermentierte Sojaprodukte (z.B. Tofu) und rohes Sauerkraut. Am besten, Sie verzehren diese

Nahrungsmittel gar nicht oder wirklich nur sehr selten! Ansonsten können Sie über die unten aufgeführten Beispiele hinaus noch weitere Gemüse und Salate zu sich nehmen, doch die genannten sind besonders empfehlenswert. Die für Sie idealen Sorten sind **fett** gedruckt, die neutralen *kursiv*.

GEMÜSE UND SALATE	
Viel Stärke	*Süßkartoffel,* **Kartoffel,** *Kastanie, Kürbis,* **gelbe Rüben**
Wenig Stärke	**Avocados, Aubergine,** *Bambussprossen, Blattsalat,* **Brokkoli, Blumenkohl, Weißkohl, Rotkohl, Rosenkohl,** *Eisbergsalat, Feldsalat, Fenchel,* **Frühlingszwiebeln,** Gemüsemais, Gurke (alle), grüne Bohnen, Kohlrüben, Knoblauch, Kohl, Kopfsalat, Löwenzahnblätter (Salat), *Meerrettich,* **Okra,** *Oliven, Paprika (alle),* **Pastinaken, Pilze, Porree, Radicchio, Rote Bete, Rettich, Ruccola,** *Sellerie,* **Spinat,** *Tomate, Wasserkresse, Brunnenkresse,* **Zucchini,** *Zwiebel, alle sonstigen Sprossen- und Blattgemüse, die hier nicht aufgeführt sind.*

(Vgl. Tabellen für Nahrungsmittel in: Wolcott, Fahey, Königs: *Essen, was mein Körper braucht!* – siehe Literaturverzeichnis)

Getreide

Als Anpassungstyp brauchen Sie zwar etwas Getreide als Energielieferanten, viel sollte es allerdings nicht sein. Gerichte wie beispielsweise aus der Mittelmeerküche, die Nudeln oder Teig als Basis vorsehen, sind für Sie daher nicht gut geeignet. Beim Brot sollten Sie nur auf echtes Natursauerteigbrot zurückgreifen, nicht aber auf solche Brotsorten, bei denen Backtriebmittel zum Einsatz kommen. Auch Gluten in Teigwaren sollten Sie unbedingt meiden. Gluten, auch als Klebereiweiß bekannt, kann für Ihr Immunsystem problematisch werden. Es findet sich in folgenden Getreidesorten (und den Produkten, die daraus hergestellt sind): Weizen, Roggen, Hafer, Gerste, Tritikale, Dinkel, Emmer, Urkorn, Einkorn, Grünkern und Wildreis. Frei von Gluten sind hingegen Buchweizen, Reis, Hirse, Mais, Kartoffeln, Quinoa und Amaranth. Auf Weißmehl sollten Sie als Anpassungstyp ganz verzichten. Auch beim Weizenkonsum sollten Sie sich einschränken. Getreideprodukte sind immer stärkereich und sollten grundsätzlich in der richtigen Menge verwendet werden (ein Drittel stärkereiche Kohlenhydrate zu zwei Dritteln stärkearmen Kohlenhydraten). Unten führe ich die für den Anpassungstyp besonders geeigneten Getreidesorten auf, die idealen sind **fett** gedruckt, die neutralen *kursiv*.

GETREIDE	**Amaranth, Gerste, Vollkornreis,** *Basmatireis, Mais,* **Buchweizen, Dinkel, Hirse, Hafer, Roggen,** *Tritikale, Weizen, alle anderen Getreidesorten*

(Vgl. Tabellen für Nahrungsmittel in: Wolcott, Fahey, Königs: *Essen, was mein Körper braucht!* – siehe Literaturverzeichnis)

Nüsse, Samen, Öle und Fette

Einen Teil der natürlichen Fette und Öle beziehen Sie aus den Eiweißträgern, besonders aus Fisch, Milchprodukten und Fleisch. Seien Sie nicht zu vorsichtig mit Fett, denn Sie brauchen auch die fettlöslichen Vitamine zur Stärkung Ihres autonomen Nervensystems, ja für den Stoffwechsel allgemein. Benutzen Sie zum Braten und Erhitzen allgemein nur Kokosfett oder Butter/Ghee und keine sonstigen Pflanzenöle außer Olivenöl. Hier die empfohlenen Fettlieferanten, die **fett** gedruckt sind, die neutralen *kursiv*:

NÜSSE, SAMEN, ÖLE UND FETTE	*Walnüsse*, **Kürbiskerne**, *Sonnenblumenkerne*, **Mandeln, Cashews, Haselnüsse**, *Pistazien*, **Kokosnuß, Kokosmilch und Kokosfett, Butter, Butterfett, Ghee, Leinöl, Olivenöl, Walnußöl, Sesamsamen und Sesamöl, Paranüsse, Makadamianüsse, Mandelöl, Erdnußöl, Hanföl, Kürbiskernöl**

TIP

Leinöl ist besonders reich an Omega-3-Fettsäuren. Allerdings ist es nur sehr begrenzt haltbar und wird an der Luft schnell ranzig. Kaufen Sie es am besten in kleinen Glasflaschen (niemals in Plastikflaschen!), die lichtundurchlässig sind, bewahren Sie es im Kühlschrank auf und verbrauchen es zügig. Länger als zwei, maximal drei Tage sollte Leinöl auch kalt und lichtundurchlässig nicht aufbewahrt werden!

Hülsenfrüchte

Hülsenfrüchte können Sie in gewissen Mengen verzehren, sie eignen sich gut als pflanzliche Eiweißträger. Wenn Sie Vegetarier sein sollten und Ihre Eiweißmenge durch den Verzehr pflanzlicher Eiweiße erreichen müssen, ist es sinnvoll, Hülsenfrüchte mit Getreide, Ei, anderen pflanzlichen Eiweißquellen oder mit Milchprodukten zu kombinieren, um alle essentielle Aminosäuren zu erhalten und eine optimale biologische Wertigkeit zu erreichen (siehe auch das Kapitel: „Das ist wichtig, wenn Sie Vegetarier sind"). Essen Sie zum Beispiel:

Hülsenfrüchte	Erbsen (frisch und getrocknet), Kichererbsen, Limabohnen, Linsen, Mungobohnen, dicke Bohnen, rote, schwarze, braune und weiße Bohnen, alle anderen Hülsenfrüchte

Milchprodukte

Größere Mengen Milchprodukte sollte der Anpassungstyp von seinem Speiseplan streichen, besonders wenn er zum „schwankenden" Typ zählt (s.o.). Denn da sich bei ihm ja schon eine gewisse Erschöpfung zeigt, stellen sich möglicherweise Probleme mit dem Immunsystem ein, das entweder in Form von Allergien überreagieren oder in Form von Infektionsanfälligkeit geschwächt sein kann. Milcheiweiß und Gluten, auch als Klebereiweiß bekannt, können für das Immunsystem problematisch werden, wenn der Darm nicht wirklich einwandfrei gesund ist. Probieren Sie es mit Ziegenmilch, wenn Sie Kuhmilch und seine Produkte nicht so gut vertragen. Beobachten Sie auch, welche Symptome außer bei Verdauungsproblemen möglicherweise auftreten, die man mit Allergien oder Laktoseintoleranz in Verbindung bringen kann, wie Hautirritationen, Verschleimung der Atemwege, Infektanfälligkeit etc..

Fleisch, Fisch und andere Eiweißträger

Die sehr purinreichen Sorten Fleisch und Fisch (sind hier *kursiv* geschrieben) sollten Sie nicht so oft verzehren, uneingeschränkt erlaubt sind jedoch die **fett** gedruckten, relativ purinarmen Eiweißträger. Auch andere Sorten Fleisch und Fisch sind gelegentlich erlaubt, aber man sollte sie wirklich nur gelegentlich zu sich nehmen, das gilt auch für solche Exoten wie Straußenfleisch etc.

Bitte achten Sie darauf, zu den Mahlzeiten Fleisch und Milchprodukte nicht miteinander zu kombinieren, da dies zu Verdauungsproblemen führen kann.

FLEISCH	Hühnerbrust, Putenbrust, Schweinefleisch (mager), Schinken, Rindfleisch, Huhn (dunkles Fleisch), Ente, Gans, Lamm, Kotelett, Truthahn, Kalbfleisch, Wild (alle Sorten). *Alle Arten von Innereien können gelegentlich verzehrt werden.*
FISCH	Wels, Kabeljau, Dorsch, Flunder, Schellfisch, Heilbutt, Barsch, Forelle, Thunfisch (alle Sorten), Lachs, Flußkrebse, Oktopus, Tintenfisch, *Hering, Makrele, Sardine, Sardelle, Aal.* Essen Sie nur gelegentlich Meeresfrüchte, wie Hummer, Krabben, Krebse, Austern, Muscheln...
EI UND ANDERE	Hühnerei, *Enteneier, Wachteleier*

(Vgl. Tabellen für Nahrungsmittel in: Wolcott, Fahey, Königs: *Essen, was mein Körper braucht!* – siehe Literaturverzeichnis)

TIP

Sofern Sie kein Vegetarier sind, achten Sie darauf, zur Hauptmahlzeit immer eine Sorte Fleisch, Fisch oder Meeresfrüchte zu essen. Es mag unpopulär sein, eine Mahlzeit mit tierischem Eiweiß pro Tag zu empfehlen, doch für Ihren Typ hat dies Vorteile: Die Energiegewinnung wird verlangsamt, das Energieniveau wird dadurch ausgeglichener, der Heißhunger auf Süßes oder einen kalorienreichen Snack nimmt ab. Zum Frühstück oder Abendessen können Sie Ei (wichtig ist für unsere Zwecke ist das Eigelb) essen. Wenn Sie sich ansonsten an meine Ernährungsempfehlungen halten, müssen Sie auch keine Angst vor Cholesterin haben. Zumal die in der gutbürgerlichen Küche üblichen Mengen an Fleisch nicht erreicht werden. (Sehen Sie sich mal einen Teller im Restaurant an – fast die Hälfte darauf besteht aus Fleisch!)

Getränke

Nachfolgend empfehle ich Ihnen, welche Getränke Sie regelmäßig trinken sollten, also für Sie ideal sind, und welche Sie möglichst meiden sollten. Auch unter den idealen Getränken gibt es allerdings solche, die nur gelegentlich für Sie ideal sind, das heißt, Sie sollten sie nicht jeden Tag trinken, aber ab und zu, wenn sich die Gelegenheit ergibt.

Ideale Getränke für täglich	Aktivwasser, Quellwasser, Leicht mineralisierte Mineralwässer wie Volvic, Vittel, Plosé und Evian, natriumarme Wässer (alle ohne Kohlensäure), Kräutertee, Pfefferminztee, Rooibos-Tee
Ideale Getränke für gelegentlich	Milchsauer vergorene Getränke wie Kefir/Kombucha, Grüner Tee, frisch gepreßte Gemüsesäfte, Mineralwässer mit hohem Mineralstoffgehalt, aber ohne Kohlensäure!
Getränke, die möglichst gemieden werden sollten	Kaffee, Schwarzer Tee, Mate-Tee, Colagetränke, Limonaden, Biere (auch alkoholfreie), alle Alkoholika, Fruchtsäfte allgemein, auch selbstgepreßt und ohne Zuckerzusatz, Ginger Ale, alle mit Chinin versetzten Limonaden, Mineralwässer und Tafelwässer mit Kohlensäure, Energy-Drinks

Was sonst noch wichtig für den Anpassungstyp ist

Auch für den Anpassungstyp gilt: Essen Sie nicht aus Lust, sondern nur dann, wenn Sie wirklich Hunger haben. Da Ihr Typ allerdings zu Heißhungerattacken neigt, sollten Sie etwas essen, sobald sich ein leichtes Hungergefühl einstellt, und nicht warten, bis dieses zu stark wird. Wenn Sie länger warten, essen Sie aus Heißhunger, und dann besteht die Gefahr, zuviel zu essen – vor allem Dinge, die Ihnen nicht sonderlich gut tun. Bauen Sie daher je nach Gefühl immer mal eine Zwischenmahlzeit ein.

Sie sollten vor allem essen, bis Sie satt sind, und nicht bis Sie platzen. Essen Sie lieber eine (oder zwei) Zwischenmahlzeiten, als sich mit einer Mahlzeit vollzustopfen und dann für sechs Stunden keinen Appetit mehr zu haben. Sie tun sich den größten Gefallen damit, Ihre Mahlzeiten so abzustimmen, daß Sie zu den Hauptmahlzeiten ein gesundes Hungergefühl verspüren, aber nicht übertrieben hungrig sind.

Je stärker Ihre Schwankungen beim Energieniveau, bei Ihren Stimmungen und Ihrem allgemeinen Befinden sind, desto mehr sollten Sie darauf achten, nicht zuviel Stärkereiches zu essen. Achten Sie einfach auf den Teller oben: Kartoffeln (oder Reis/Nudeln) sollten etwa ein Viertel, Gemüse knapp die Hälfte des Tellers bedecken.

Obst oder Getreide(produkte) nicht „solo" verzehren!

Obst oder Getreideprodukte (wie die berühmten Müsliriegel) lassen den Blutzuckerspiegel des Anpassungstyps zu stark schwanken, wenn diese für sich alleine verzehrt werden. Auch sollten Obst und Getreideprodukte nicht miteinander kombiniert werden, da das saure Obst die Verdauung des Getreides erschwert. Es ist eine gute Idee, als Zwischenmahlzeit etwas biologisches Obst oder Trockenobst mit einigen ungerösteten Nüssen zu verzehren, etwa im Mengenverhältnis drei zu eins!

Eiweiß zum Frühstück

Für Sie als Anpassungstyp ist es auf jeden Fall wichtig, zum Frühstück ausreichend Eiweiß zu bekommen. Fisch (beispielsweise Forelle oder auch Makrele), Aufschnitt oder Ei (wenn Sie nicht allergisch dagegen sind) sollten unbedingt dabei sein, um so mehr, wenn Sie auch noch Kaffee trinken (müssen).

Kaffee und alle Arten von Koffein möglichst meiden

Er scheint Sie anzuregen und aufzumuntern, aber in Wirklichkeit erschöpft Kaffee Sie nur noch mehr. Bitte versuchen Sie alle Arten von koffeinhaltigen Getränken, besonders Kaffee, in der ersten Zeit zu meiden. Besser gar nicht als selten! Sie werden übrigens feststellen, daß das Verlangen nach Kaffee gerade beim Essen gehaltvoller Eiweiße zum Frühstück mittelfristig nachläßt.

Auf Alkohol verzichten

Damit ist auch das berühmte Feierabendbier gemeint. Alkohol regt die Insulinausschüttung an, führt zur Bildung von Körperfett und zu Blutzuckerschwankungen. Es ist wirklich besonders zu Beginn Ihrer Ernährungsumstellung wichtig, Alkohol in jeder Form weitestgehend zu vermeiden.

Zucker meiden

Meiden Sie Zucker, wo es geht, am besten ganz (von den empfohlenen Obstsorten, die ja Fruchtzucker enthalten, einmal abgesehen), bis Sie sich erholt haben und Ihr Energieniveau wieder gleichmäßig geworden ist. Zucker liefert nur Energie, hat aber keinen Nährwert. Er bringt Ihren Energiehaushalt nur noch stärker durcheinander und erschöpft Sie noch mehr.

Vegetarische Ernährung nicht optimal

Eine vegetarische Ernährung ist für Sie nicht optimal, da Sie aus pflanzlichen Nahrungsmitteln zwar Eiweiß bekommen, diese aber meist auch sehr stärkereich sind. Beachten Sie bitte das Kapitel: „Das ist wichtig, wenn Sie Vegetarier sind"!

Nahrungsergänzungsmittel

Eigentlich sind für das Konzept von *Power Food für die Psyche* keine speziellen Nahrungsergänzungsmittel vorgesehen. Auch möchte ich für solche Produkte keine Werbung machen. Doch um besonderen Ansprüchen zu genügen, etwa wenn der gesundheitliche Zustand insgesamt sehr zu wünschen übrig läßt, gebe ich Ihnen einige allgemeine Tips für einige ausgewählte Ergänzungsmittel. Wenn Sie spezielle Fragen zum Thema Nahrungsergänzung haben, können Sie mich gerne unter der hinten im Buch angegebenen E-Mailadresse anschreiben.

Enzyme und enzymstimulierende Präparate

Beim Anpassungstyp ist der Sympathikus schon zu einem gewissen Grad erschöpft, wodurch zwangsläufig mehr Energie nach innen geführt wird, also auch in die Verdauung. Andererseits ist diese angesichts meist geringer Bewegung und schlechter Ernährungsgewohnheiten häufig schwach, weswegen es durchaus Sinn macht, Enzyme und enzymstimulierende Präparate einzunehmen, vor allem wenn Probleme wie Blähungen, Reizdarm, Durchfall, ungeformte Stühle, unregelmäßiger Stuhlgang, schlecht riechender Stuhlgang (läßt auf eine schlechte Nährstoffverwertung insbesondere von Eiweiß und Fett schließen) auftreten.

Lecithin

Lecithin kommt besonders in Eigelb und Soja vor und übt wichtige Funktionen im Nervenstoffwechsel aus. Besonders wenn Sie unter mentalem Streß stehen, kann es sinnvoll sein, Ihre Nahrung mit Lecithin zu ergänzen. Wenn Sie öfter mal Eier essen (ich empfehle besonders Omega-3- oder DHA-Eier aus biologischer Haltung, die durch spezielle Futtermischungen für die Hühner besonders viel Omega-3-Fettsäuren enthalten), bekommen Sie jedoch, sofern keine Verdauungsschwäche vorliegt, ausreichend Lecithin aus der Nahrung. Ich empfehle hingegen keine Sojaprodukte, weil diese enzymhemmende Substanzen enthalten (mehr dazu im übernächsten Kapitel).

Antioxidantien

Für den Anpassungstyp sind Antioxidantien ein sehr wichtiges Thema, da auch er mit den Folgen von psychischem Streß zu kämpfen hat und die dabei entstehenden freien Radikale ihm schaden. Diese können durch Antioxidantien abgefangen werden. Sie schützen vor Zellalterung und Zellzerstörung, vor allem vor degenerativen Erkrankungen und Krebs, Arteriosklerose, Herz-Kreislauf-Problemen. Es gibt sehr viele antioxidative Präparate auf dem Markt, von Vitamin-Kombinationen bis hin etwa zu dem bekannten Traubenkernextrakt. Bei den meisten Vitaminkombinationen sollten Sie mißtrauisch sein. „Breitband-Nährstoffe" bewirken nicht selten das Gegenteil von dem, was sie eigentlich sollten!

Anthocyane

Anthocyane sind bestimmte sekundäre Pflanzenstoffe aus blauen und schwarzen Beeren, die eine besonders gut durchblutungsfördernde Funktion haben und auch Gefäßablagerungen verhindern sollen. Sie steigern zudem Gedächtnis und Konzentration und verringern Schwankungen im Blutzuckerspiegel. Besonders, wenn Sie geistig arbeiten und sich konzentrieren müssen, kann eine Nahrungsergänzung mit Anthocyanen sinnvoll sein.

Serotoninvorräte

Griffonia, eine afrikanische Pflanze, enthält mit die größte vom Menschen verwertbare Menge einer Vorstufe des Serotonins (dem sogenannten „Wohlfühlhormon"), das auch die Folgen von Streßeinwirkung und vor allem Burnout/Depressionen sowie Reizzuständen mildern kann. Es gibt verschiedene Nahrungsergänzungen, einige davon müssen aus dem Ausland importiert werden.

Mineralstoffmischungen:
Kalzium, Kalium, Magnesium, Natrium

Bei erhöhtem Bedarf (Sport, Sauna, körperliche Belastung) kann es sinnvoll sein, die Nahrung mit einem niedrig dosierten, ausgewogen kombinierten Mineralstoffpräparat zu ergänzen. Wenn Sie sich allerdings gut an die hier vorgeschlagenen Ernährungsempfehlungen halten und Teigwaren, Weißmehl oder Zucker nur selten oder gar nicht essen, fast nur Sauerteigbrot nehmen, Sie ferner keinen außergewöhnlichen Belastungen ausgesetzt sind und keine Verdauungsschwäche haben, steht kein Mangel zu befürchten.

Zink und Selen

Besonders wenn Sie oft erschöpft sind, ist eine gelegentliche, möglichst kurmäßig betriebene Nahrungsergänzung mit diesen beiden Spurenelementen sinnvoll. Das heißt, daß Sie nur gelegentlich, vielleicht zwei Mal jährlich, eine vier- bis sechswöchige Kur mit diesen Präparaten durchführen, es sei denn, Sie sind auf eine dauerhafte Einnahme angewiesen (wie dies wie dies z.B. bei Diabetes der Fall ist). Neben antioxidativen Eigenschaften haben Zink und Selen wichtige Funktionen für das Zentralnervensystem und können die Entspannung sowie die Merk- und Konzentrationsfähigkeit steigern.

Aminosäuren

Falls Sie Vegetarier sind oder aufgrund von Krankheit oder Verdauungsschwäche eine schlechte Eiweißverwertung haben, denken Sie über die Zufuhr von Aminosäuren nach. Ausführlicher gehe ich darauf noch in dem Kapitel „Das ist wichtig, wenn Sie Vegetarier sind" ein.

Fermentierte Nahrungsergänzungsmittel

Fermentierte Nahrungsergänzungsmittel wie beispielsweise der bekannte Kanne Brottrunk oder die sogenannten Rechtsregulate können die Verdauung unterstützen, die Darmflora optimieren und damit indirekt die körpereigene Abwehr steigern. Ich empfehle diese Nahrungsergänzungsmittel insbesondere dann, wenn hartnäckige Verstopfung vorliegt, aber auch bei Reizdarmsyndrom können sie (dann allerdings in geringer Dosierung) von Vorteil sein.

Omega-3-Fettsäuren

Omega-3-Fettsäuren sind für jeden Typ insofern bedeutsam, als sie wichtige Stoffwechselvorgänge im Körper steuern und auf diesem Weg die Entzündungsbereitschaft des Organismus herabsetzen, was auch für die optimale Nährstoffverwertung wichtig ist. Falls Sie sich aber an meine Ernährungsratschläge halten, ca. zwei Mal wöchentlich etwas von den empfohlenen Fischsorten essen und zusätzlich immer mal kleine Mengen Leinöl verwenden, halte ich es nicht für notwendig, eine Ergänzung vorzunehmen, es sei denn, in Ihrem Organismus liegt eine Entzündung vor.

Was ich nicht empfehle!

Ich rate Ihnen davon ab, die handelsüblichen Vitamin- oder Mineralstoff-Kombipräparate einzunehmen. Auch wenn bei Ihnen durch labortechnische Analysen bestimmte Mangelerscheinungen festgestellt wurden, sollten Sie diese nicht durch hohe Mengen der entsprechenden Vitamine und Mineralstoffe kompensieren. Es kann sinnvoller sein, den Ernährungsempfehlungen für eine Weile zu folgen, Ihr psychisches und physisches Empfinden zu beobachten und eventuell später noch einmal eine neue Analyse vornehmen zu lassen.

Gewürze

Beim Würzen müssen Sie als Anpassungstyp einiges beachten. Das betrifft zum Beispiel den Umgang mit **Salz**. Salz ist nicht immer gefährlich und für manche Menschen, besonders Sportler, sogar notwendig. Von einem vermehrten Salzkonsum können Leute mit Burnout-Syndrom profitieren, auch Menschen mit Migräne. Seien Sie mit Salz nicht zu sparsam, verwenden Sie aber auch nicht zuviel davon.

Großzügig umgehen und uneingeschränkt verwenden dürfen Sie sämtliche **Küchenkräuter** (Petersilie, Schnittlauch, Majoran, Oreganum, Thymian, Salbei, Lorbeer, Basilikum, Kümmelsamen, Fenchelsamen etc.). Für Ihren Typ und den Erschöpfungstyp besonders empfehlenswert ist Petersilie, aber ebenso die anderen Küchenkräuter. Uneingeschränkt dürfen Sie auch Knoblauch und Zwiebel verwenden. An **exotischen Gewürzen** empfehle ich Ihnen besonders Koriander und Galgant. **Galgant** gilt in den traditionellen Heilkünsten des Ostens als der „große vegetative Harmonisierer", und er regt vorzüglich die Verdauung an. Für Curry, Cayennepfeffer, Ingwer und andere exotische Spezereien vor allem aus dem asiatischen Raum gilt: Wenn Sie leicht frieren, gibt es diesbezüglich keine Einschränkungen. Sollten Sie jedoch besonders bei heißem Wetter oder körperlicher Arbeit viel und leicht schwitzen, verwenden Sie diese nur wenig und selten. Dasselbe gilt für den Umgang mit Gewürznelken.

Eher abraten möchte ich bei Ihnen von dem Gebrauch von **Paprika** (rosen- und edelsüß), **Pfeffer** (schwarz und weiß), **Senf** und besonders von **Gewürzsaucen**, mit Ausnahme von **Pesto** (alle Arten, insbesondere aber die grünen, sind für Sie von Vorteil, vor allem, wenn Sie sie selbst herstellen!).

Das ist wichtig
für den Erschöpfungstyp

Beim Erschöpfungstyp reichen nur noch stärkste Streßreize aus, um eine gewisse Energie zu mobilisieren. Sein Zustand ist am besten mit dem Schlagwort „Burnout-Syndrom" charakterisiert. Er ist fast immer erschöpft, die lebenswichtige Energie für die meisten Stoffwechselvorgänge wandert nach innen. Das Immunsystem ist bei diesem Typ aktiver als bei anderen und setzt sich intensiv mit Belastungen auseinander, die zuvor, als der Streßnerv (Sympathikus) noch dominant war, nicht aufgearbeitet werden konnten. Daher neigt dieser Typ auch am leichtesten zu chronischen, insbesondere entzündlichen Erkrankungen, die meist direkt oder indirekt mit dem Immunsystem zu tun haben: Allergien, Diabetes Typ I, bestimmte Rheumaformen (z.B. Fibromyalgie), Asthma, Verdauungskrankheiten.

Im Gegensatz zu allen anderen Typen benötigt der Erschöpfungstyp eine stärkearme und dabei auch relativ kohlenhydratarme Ernährung. Dafür braucht er sehr viel Eiweiß. Besonders wichtig ist hier, daß die Energie sehr gleichmäßig und langsam zur Verfügung gestellt wird. Daneben sollte dieser Typ auch auf hochwertige Fette achten, wobei neben den ungesättigten Fettsäuren auch die gesättigten eine besondere Rolle spielen. Doch dazu später mehr. So sollte der Teller des Erschöpfungstyp aussehen:

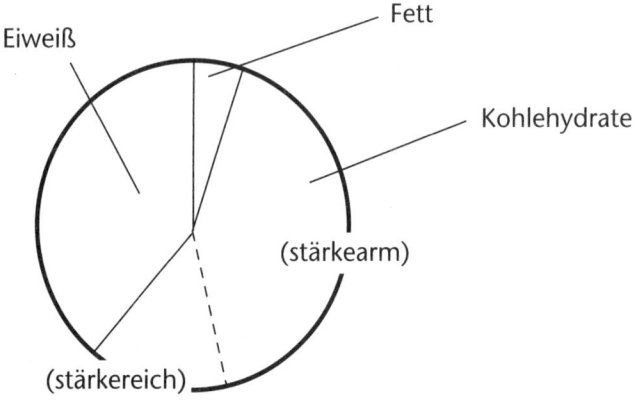

Der Erschöpfungstyp benötigt unter anderem deshalb wesentlich mehr Eiweiß als der Reiztyp und der Anpassungstyp, da Eiweiß die Energie nach außen, zum Sympathikus leitet, der bei ihm kaum noch aktiv ist.

Als Typ dieser Stoffwechselkategorie werden Sie vielleicht schon festgestellt haben, daß Süßigkeiten oder Energiesnacks Sie zwar kurzfristig anregen, Ihre Energie danach aber um so stärker abfällt. Vielleicht haben Sie sogar Heißhunger auf Süßes oder eine Sucht nach Kaffee oder koffeinhaltigen Limonaden entwickelt, die Ihnen zwar kurzfristig Energie verleihen, aber die Situation in Wirklichkeit noch verschlechtern und Sie schlimmstenfalls nur schneller ins Krankenhaus bringen!

Eine ausreichende Eiweißzufuhr kehrt den Prozeß um: Sie verlangsamt alle Stoffwechselprozesse der Energiegewinnung und sorgt dafür, daß Ihr Sympathikus sich langfristig erholen kann. Dadurch wird sich Ihr Energieniveau im Laufe von einigen Wochen allmählich stabilisieren.

Eiweiß	35 bis 45%
Kohlenhydrate	50 bis knapp 60%
Fette	5 bis 7 %

Achtung: Von den Kohlenhydraten entfallen rund drei Viertel auf die stärkearmen, ein Viertel auf die stärkereichen Sorten. Das heißt, auf Ihrem Teller sollten ca. 45 Prozent (knapp die Hälfte) stärkearme Nahrungsmittel sein (überwiegend Gemüse und Salate) und nur ca. 15 Prozent stärkereiche Kohlenhydrate – also Kartoffeln, Reis, Nudeln etc. Das ist in der Tat zunächst ungewohnt, vor allem beim Frühstück, bei dem nun Brot, Brötchen oder Müsli als Energielieferanten weitestgehend entfallen. Im Rezeptteil finden Sie jedoch hervorragende Anregungen zum Thema kohlenhydratarm frühstücken.

Eine kleine Anmerkung!

Wenn Sie auswärts in einem gutbürgerliches Restaurant essen, werden Sie feststellen, daß das Verhältnis von Fleisch/Eiweiß zu den anderen Nährstoffgruppen auf Ihrem Teller optisch den obigen Werten entspricht: Fleisch macht dort nämlich rund 40 Prozent auf Ihrem Teller aus. Sie bekommen also dort eine Fleischportion, die für den Erschöpfungstyp ideal ist, für den Reiz- und Anpassungstyp hingegen zu viel. Dafür bekommen Sie im Restaurant allerdings meist zu viel stärkereiche Kost.

Warum überwiegend stärkearm?

Eiweiß und Fett haben eine höhere Energiedichte als Kohlenhydrate. Wenn Sie zu der großen Menge an Eiweiß und Fett auch noch stärkereiche Kohlenhydrate essen, die schnell viel Energie liefern, besteht die Gefahr zuzunehmen. Allerdings werden Sie, wenn Sie übergewichtig sind und die Charakteristika des Erschöpfungstyps auf Sie zutreffen, mittelfristig wahrscheinlich sogar abnehmen, wenn Sie sich nach obigen Vorgaben ernähren.

Nahrungsmittel für den Erschöpfungstyp

Der Erschöpfungstyp hat die volle Auswahl an eiweißliefernden Nahrungsmitteln, ist dafür jedoch eingeschränkt, was Kohlenhydrate und Stärke angeht. Das trifft besonders auf Getreide und Obst zu.

Obst

Früchte enthalten neben Fruchtzucker viel Kalium, und das verstärkt u. U. die energiegewinnenden Prozesse im Körper und schwächt dadurch den Sympathikus. Dadurch werden Sie noch träger, noch müder, noch erschöpfter. Sie sollten daher nicht täglich Obst essen. Es sind ohnehin nur wenige Sorten für Sie ideal. Essen Sie nach Möglichkeit keine Südfrüchte und insbesondere keine Zitrusfrüchte! Die für Sie geeigneten Obstsorten, von denen Sie dennoch nicht allzu oft essen sollten, sind **fett**, die neutralen *kursiv* gedruckt:

OBST	
Heimisches Obst (müssen Sie nicht jeden Tag essen, können es aber ca. 2–3x wöchentlich verzehren)	Kernobst: **Äpfel, Birnen, Trauben** Beerenobst: **Heidelbeeren,** *Himbeeren,* **Erdbeeren** Steinobst: *Aprikosen, Pfirsiche,* **Pflaumen, Zwetschgen,** *Kirschen*

Südfrüchte (sollten Sie möglichst selten essen)	*Dattel, Feige (getrocknet)*
Tropisches Obst (nur gelegentlich, ca. 1 bis 2 mal im Monat verzehren)	**Banane (nicht ganz reif)**, *Mango*

(Vgl. Tabellen für Nahrungsmittel in: Wolcott, Fahey, Königs: *Essen, was mein Körper braucht!* – siehe Literaturverzeichnis)

Marmeladen und Konfitüren sind für Sie nicht gut geeignet. Essen Sie diese nur selten oder gar nicht, nehmen Sie statt dessen lieber Eiweiß wie Fisch, Aufschnitt etc.

Gemüse und Salate

Sie sollten vor allem stärkearme Gemüsesorten verzehren. Kombinieren Sie höchstens eine stärkereiche Sorte mit höchstens einer Sorte mittleren Stärkegehalts und einer oder mehreren stärkearmen Sorten. Achten Sie dabei auf die richtigen Verhältnisse auf dem Teller. Das Gemüse mittleren Stärkegehalts kann auf dem Teller zu den stärkearmen Sorten gezählt werden, aber verwenden Sie am besten pro Mahlzeit nur eine davon!

Es ist eine gute Idee, besonders in den Wintermonaten Sprossengemüse und Weizen- oder Gerstengras selbst im Blumenkübel zu ziehen und auch frische Nüsse ankeimen zu lassen, was diese übrigens leichter verdaulich macht und gute Mineralstoffe liefert! Die für Sie idealen Gemüsesorten unten sind **fett** gedruckt, die neutralen *kursiv*:

GEMÜSE UND SALATE	
Viel Stärke	Erbsen, frisch und getrocknet, Kartoffel, *Kürbis*
Wenig Stärke	Artischocken, *Aubergine, Bambussprossen,* **Blattsalat, dicke Bohnen, grüne Bohnen, Brokkoli, Blumenkohl,** *Eisbergsalat, Feldsalat, Fenchel,* **Frühlingszwiebeln,** *Gurke (alle),* **Kohlrüben, Karotten, Knoblauch,** *Kohl,* **Kopfsalat, Löwenzahnblätter (Salat),** *Mais (Gemüse), Meerrettich,* **Okra,** *Pastinaken, Paprika (alle),* **Pilze, Porree, Radicchio, Radieschen,** *Rettich,* **Rhabarber, Rosenkohl,** *Rote Bete,* **Sellerie, Spinat, Tomate,** *Wasserkresse,* **Weiße Rübe, Wirsing,** *Zucchini,* **Zwiebel,** *alle sonstigen Blatt- und Sprossengemüse, sofern hier nicht aufgeführt*

(Vgl. Tabellen für Nahrungsmittel in: Wolcott, Fahey, Königs: *Essen, was mein Körper braucht!* – siehe Literaturverzeichnis)

Getreide

Essen Sie eher wenig Getreide, pro Mahlzeit maximal 20 Prozent als stärkereiche Kohlenhydrate, darüber hinaus ist kein weiteres stärkereiches Nahrungsmittel mehr erlaubt! Sie können wieder etwas mehr Getreide essen, sobald Sie sich kräftiger fühlen.

Als Erschöpfungstyp sollten Sie auch das Getreide-Klebereiweiß Gluten eine Zeitlang meiden, denn es ist schwer verdaulich und hemmt die Aufnahme von Mineralstoffen, die für Ihren Typ besonders wichtig sind. Wenn Sie Brot essen, greifen Sie daher nur auf echtes Natursauerteigbrot aus dem Bio-Laden zurück, und essen Sie auch dann nicht zu viel davon. Und Sie sollten es stets mit Butter bestreichen, da die fettlöslichen Vitamine in der Butter die Aufnahme von Kalzium fördern und Butter zudem Blutzuckerschwankungen mildert.

Die für Sie idealen Getreidesorten unten sind **fett** gedruckt, die neutralen *kursiv*:

GETREIDE	**Amaranth, Gerste,** *Vollkornreis, Basmatireis, Mais,* **Buchweizen,** *Dinkel,* **Hirse, Hafer,** *Roggen* **Wichtig:** Weizen sollten Sie nur selten verzehren, selbst wenn es sich um Vollkorngetreide handelt. Roggentoast und -vollkornbrot sowie Knäcke sind in den richtigen Mengen erlaubt!

(Vgl. Tabellen für Nahrungsmittel in: Wolcott, Fahey, Königs: Essen, was mein Körper braucht! – siehe Literaturverzeichnis)

Wichtig bei Getreide:

Getreide sollten Sie als Erschöpfungstyp keinesfalls mit etwas Süßem oder Früchten/Obst kombinieren. Sie können dadurch die Stärke aus dem Getreidemehl noch schlechter verdauen, was zu Unwohlsein und einem sich verstärkenden Ungleichgewicht Ihres Stoffwechsels führt.

Nüsse, Samen, Öle und Fette

Fette haben einen schlechten Ruf, insbesondere gesättigte Fette, doch das zu Unrecht. Schließlich ist bereits Muttermilch reich an gesättigten, insbesondere mittelkettigen Fettsäuren, die viele wunderbare Eigenschaften haben: Sie schützen und nähren die Darmschleimhaut, machen sie so widerstandsfähiger gegen Schadstoffe und Keime, verbessern die Verdauung, regen den

Stoffwechsel an und helfen beim Abnehmen. Sie verändern sich beim Erhitzen nicht und sind daher vorzüglich zum Backen und Braten geeignet. Gute gesättigte Fette mit mittelkettigen Fettsäuren findet man besonders in Kokosfett.

Auch Butter, Palmöl und Butterfett sind für Sie sehr gut. Insbesondere Butterfett und Palmöl enthalten wie Kokosfett die wichtigen mittelkettigen Fettsäuren. Sie werden übrigens nicht, wie angenommen, in den Fettzellen gespeichert, sondern ebenso wie Kohlenhydrate zur direkten Energiegewinnung genutzt, die so zudem langsam und gleichmäßig abläuft.

Bei den ungesättigten Fettsäuren ist vor allem das Verhältnis zwischen den Omega-3-Fettsäuren zu den Omega-6-Fettsäuren wichtig, es darf nicht mehr als 1:4 betragen. Liegt der Anteil der Omega-6-Fettsäuren höher, erhöht sich die Neigung zu Entzündungen im ganzen Körper, insbesondere an den Schleimhäuten. Wenn Sie über die Nahrung viele ungesättigte Fettsäuren bekommen, ist es daher sinnvoll, Omega-3-Fettsäuren als Nahrungsergänzung zu nehmen.

Einen Teil der natürlichen Fette und Öle beziehen Sie bereits aus den Eiweißträgern, besonders aus Fleisch und Fisch. Doch Sie dürfen durchaus etwas großzügiger mit Fett umgehen. Wenn Sie sich an die übrigen Ernährungstips halten und mit Ausnahme von Kokosfett keine Pflanzenöle zum Erhitzen benutzen, sollten Sie auch nicht zunehmen. Fette, Öle und ihre Vitamine brauchen Sie z.B., um bestimmte Mineralstoffe wie Kalzium besser für Sie nutzbar zu machen.

Die für Sie geeigneten Fettlieferanten sind **fett** gedruckt, die neutralen *kursiv*:

NÜSSE, SAMEN, ÖLE UND FETTE	*Walnüsse,* **Kürbiskerne,** *Sonnenblumenkerne,* **Mandeln, Cashews,** *Haselnüsse, Pistazien,* **Kokosnuß, Kokosmilch und Kokosfett, Butter, Butterfett, Ghee,** *Leinsamenöl,* **Oliven, Olivenöl, Walnußöl, Sesamsamen und Sesamöl, Paranüsse, Makadamianüsse, Mandelöl, Erdnußöl, Hanföl, Kürbiskerne und -öl, Avocado, Avocadoöl, Creme Fraiche, Erdnüsse, Fischöl,** *Hickorynüsse, Mayonnaise* (selbst hergestellt!), **Mohnsamen, Nachtkerzenöl,** *Pinienkerne,* **Traubenkernöl, Weizenkeimöl**

TIP

Leinöl ist besonders reich an Omega-3-Fettsäuren. Allerdings ist es nur sehr begrenzt haltbar und wird an der Luft schnell ranzig. Kaufen Sie es am besten in kleinen Glasflaschen (niemals in Plastikflaschen!), die lichtundurchlässig sind, bewahren Sie es im Kühlschrank auf und verbrauchen es zügig. Länger als zwei, maximal drei Tage sollte Leinöl auch kalt und lichtundurchlässig nicht aufbewahrt werden!

Hülsenfrüchte

Grundsätzlich sind für Sie als Erschöpfungstyp alle Hülsenfrüchte erlaubt. Sie sind gute pflanzliche Eiweißlieferanten, stellen allerdings auch eine Quelle für Purine dar. Für Ihren Typ sind Purine jedoch nicht schädlich, denn sie verlangsamen die Energiegewinnung. Wenn Sie Vegetarier sein sollten, ist es sehr empfehlenswert, Hülsenfrüchte mit einer oder mehreren weiteren pflanzlichen Eiweißquellen, Milchprodukten oder Ei zu kombinieren, um eine optimale biologische Wertigkeit zu erreichen (siehe auch das Kapitel „Das ist wichtig, wenn Sie Vegetarier sind"). Allerdings müssen Sie darauf achten, daß die meisten pflanzlichen Eiweißquellen auch sehr viele Kohlenhydrate enthalten und zudem teilweise stärkereich sind. Für den Erschöpfungstyp ist das ein Nachteil. Daher sollten Sie, um sich annähernd ideal zu ernähren, auf die weiter unten aufgeführten Nahrungsergänzungsmittel zurückgreifen.

Milchprodukte

Diese sind zwar im Prinzip gut für Sie, allerdings begünstigen sie Verdauungsprobleme, die auch zu anderen Symptomen führen können: Asthma, chronischer Juckreiz, Neurodermitis, Psoriasis, Allergien und chronisch-entzündliche Darmerkrankungen hängen manchmal mit einer schlechten Verdaubarkeit von Milchprodukten zusammen. Ausgenommen ist natürlich immer die Butter, da diese kein Milcheiweiß enthält. Sauermilchprodukte wie Naturjoghurt sind meist besser verträglich – und natürlich Produkte aus Ziegenmilch.

Fleisch, Fisch und andere Eiweißträger

Alle tierischen Eiweißträger sind für Sie erlaubt, die sehr empfehlenswerten sind **fett** geschrieben, die neutralen *kursiv*. Doch es gibt für den Erschöpfungstyp keine Eiweißträger tierischer Herkunft, die ungeeignet wären. Wählen können Sie zwischen rotem und weißem, also hellem Fleisch. Bitte achten Sie aber darauf, bei einer Mahlzeit nicht Fleisch und Milchprodukte wie Käse miteinander zu kombinieren. Denn das kann zu Verdauungsproblemen bzw. einer trägen/verlangsamten Verdauung und langfristig zu Leberproblemen führen.

FLEISCH	**Ente, Fasan, Gans, Hammel, Hase, Hirsch,** *Huhn (das weiße Fleisch),* **Huhn, (das dunklere Fleisch), Kalb (alle Fleischsorten),** *Kaninchen,* **Lamm,** *Pute, Brust,* **Pute, Keule, Reh, Rind (alle Sorten Fleisch),** *Schwein (alle Sorten Fleisch),* **Strauß, Wildschwein**
FISCH	**Aal,** *Barsch, Dorsch,* **Forelle, Hai,** *Hecht,* **Hering,** *Hummer,* **Karpfen, Kaviar,** *Krabbe,* **Flusskrebs, Lachs,** *Languste,* **Makrele, Oktopus, Sardelle, Sardine, Thunfisch,** *Meeresfrüchte, sofern hier nicht aufgeführt*
EI UND ANDERE	**Hühnerei, Enteneier, Wachteleier**

(Vgl. Tabellen für Nahrungsmittel in: Wolcott, Fahey, Königs: *Essen, was mein Körper braucht!* – siehe Literaturverzeichnis)

Getränke

Nachfolgend empfehle ich Ihnen, welche Getränke Sie regelmäßig trinken sollten, also für Sie ideal sind, und welche Sie möglichst meiden sollten. Auch unter den idealen Getränken gibt es allerdings solche, die nur gelegentlich für Sie ideal sind, das heißt, Sie sollten sie nicht jeden Tag trinken, aber ab und zu, wenn sich die Gelegenheit ergibt.

Ideale Getränke für täglich	Basisches Aktivwasser, Quellwasser, Leicht mineralisierte Mineralwässer wie Volvic, Vittel, Plosé und Evian, natriumarme Wässer (alle ohne Kohlensäure), Kräutertee, Rooibos-Tee, Yogi-Tee, Guten-Morgen-Tee

Ideale Getränke für gelegentlich	Frisch gepreßte Gemüsesäfte, die allerdings nur einen kleinen Anteil an stärkereichem Gemüse enthalten sollten (mit Ausnahme von Karotten), können gelegentlich die Ernährung ergänzen. Gelegentlich heißt jedoch nicht täglich. Und es geht nur um die frisch gepreßten Säfte. Hin und wieder können Sie zu therapeutischen Zwecken Gerstengrassaft aus dem Reformhaus trinken, das u.a. entzündungshemmend ist.
Getränke, die möglichst gemieden werden sollten	Kaffee, Schwarzer Tee, Mate-Tee, Colagetränke, Limonaden, Biere (auch alkoholfreie), alle Alkoholika, Ginger Ale, alle mit Chinin versetzten Limonaden, Mineralwässer und Tafelwässer mit Kohlensäure, Energy-Drinks. Was Fruchtsäfte betrifft, so sind diese, im Übermaß genossen, für niemanden sonderlich gut, besonders wenn sie nicht selbst hergestellt und frisch gepreßt sind. Doch für den Erschöpfungstyp ist Fruchtsaft, auch wenn er selbst hergestellt wird, ganz besonders schlecht. Sie sollten ihn daher ganz meiden.

Was sonst noch wichtig ist für den Erschöpfungstyp

Sie sollten abends eine sättigende Mahlzeit zu sich nehmen, sich aber auf keinen Fall überessen. Abends ist der Parasympathikus noch etwas aktiver als tagsüber, und so können Sie dann durchaus eine eiweißhaltige Mahlzeit gebrauchen. Essen Sie aber nicht zuviel, sondern wirklich nur so weit, bis Sie sich gesättigt fühlen, ohne ein Völlegefühl zu entwickeln. Eine zu reichhaltiges Abendmahlzeit ist für niemanden ideal.

Zucker, Koffein und Alkohol meiden

Ungeeignet sind für Sie alle Arten von **Zucker**, auch solche, die in Früchten, in Honig, Sirups, Fruchtzucker, Traubenzucker, Malzzucker, Invertzucker etc. vorkommen. Daher ist die Auswahl an Früchten bei Ihrem Typ extrem begrenzt, andere zuckerhaltige Nahrungsmittel sollten Sie am besten gar nicht oder nur höchst selten.

Am Anfang wird es Ihnen vielleicht schwerfallen, auf Energieriegel und **Kaffee** zu verzichten, doch wenn Sie meine Ernährungsempfehlungen eine Zeitlang beherzigen, werden Sie feststellen, daß Sie diese gar nicht mehr brauchen. Auch wenn Kaffee, Guarana-Extrakt, Schwarztee etc. Sie kurzfristig beleben, verschlimmern diese Stoffe längerfristig Ihre Stoffwechsellage. Versuchen Sie daher von Anfang an Kaffee und andere koffeinhaltige Lebensmittel soweit wie möglich zu meiden.

Alkohol ist für Sie als Erschöpfungstyp ganz besonders schlecht, weil er den Sympathikus noch weiter schwächt und zudem sehr schnell in Zucker umgewandelt wird. Daher sollten Sie ihn möglichst ganz meiden.

Nahrungsergänzungsmittel

Eigentlich sind für das Konzept von *Power Food für die Psyche* keine speziellen Nahrungsergänzungsmittel vorgesehen. Auch möchte ich für solche Produkte keine Werbung machen. Doch um besonderen Ansprüchen zu genügen, etwa wenn der gesundheitliche Zustand insgesamt sehr zu wünschen übrig läßt, gebe ich Ihnen einige allgemeine Tips für einige ausgewählte Ergänzungsmittel. Wenn Sie spezielle Fragen zum Thema Nahrungsergänzung haben, können Sie mich gerne unter der hinten im Buch angegebenen E-Mailadresse anschreiben.

Enzyme und enzymstimulierende Präparate

Beim Erschöpfungstyp ist der Sympathikus fast oder vollständig erschöpft, so daß mehr Energie nach innen geführt wird, also auch in die Verdauung. Dadurch können Verdauungsprobleme, die früher nicht wahrgenommen wurden, erst zutage treten. Enzyme und enzymstimulierende Präparate können durchaus Sinn machen, vor allem wenn Probleme wie Blähungen, Reizdarm, Durchfall, ungeformte Stühle, unregelmäßiger Stuhlgang, schlecht riechender Stuhlgang auftreten.

Lecithin

Lecithin ist eine Phosphor-Lipid-Verbindung, die besonders in Eigelb und Soja vorkommt und wichtige Funktionen im Nervenstoffwechsel ausübt. Besonders wenn Sie unter geistigem Streß stehen, kann es sinnvoll sein, Ihre Nahrung mit Lecithin zu ergänzen. Wenn Sie öfter mal Eier essen (ich empfehle besonders Omega-3- oder DHA-Eier), bekommen Sie, sofern keine Verdauungsschwäche vorliegt, ausreichend Lecithin aus der Nahrung. Ich empfehle hingegen keine Sojaprodukte, weil diese enzymhemmende Substanzen enthalten (mehr dazu im nächsten Kapitel).

Antioxidantien

Für den Erschöpfungstyp sind Antioxidantien ein sehr wichtiges Thema, da auch er mit den Folgen von psychischem Streß zu kämpfen hat und die dabei entstehenden freien Radikale ihm schaden. Diese können durch Antioxidantien abgefangen werden.

Antioxidantien schützen vor Zellalterung und Zellzerstörung, vor allem vor degenerativen Erkrankungen und Krebs, Arteriosklerose, Herz-Kreislauf-Problemen. Es gibt sehr viele antioxidative Präparate auf dem Markt, von Vitamin-Kombinationen bis hin zu dem bekannten Traubenkernextrakt. Bei den meisten Vitaminkombinationen sollten Sie mißtrauisch sein. „Breitband-Nährstoffe" bewirken nicht selten das Gegenteil von dem, was sie eigentlich sollten!

Anthocyane

Anthocyane sind bestimmte sekundäre Pflanzenstoffe aus blauen und schwarzen Beeren, die eine besonders gut durchblutungsfördernde Funktion haben und auch Gefäßablagerungen verhindern sollen. Sie verbessern meiner Beobachtung nach auch Konzentration und Kurzzeitgedächtnis und haben darüber hinaus viele weitere positive Eigenschaften. Gerade wenn Sie geistig arbeiten, sich konzentrieren müssen, kann eine Nahrungsergänzung mit Anthocyanen sinnvoll sein.

Serotonin

Griffonia, eine afrikanische Pflanze, enthält mit die größte vom Menschen verwertbare Menge einer Vorstufe des Serotonins (dem sogenannten „Wohlfühlhormon"), das auch die Folgen von Streßeinwirkung und vor allem Burnout/Depressionen und Reizzuständen mildern kann. Es gibt verschiedene Nahrungsergänzungen, einige davon müssen aus dem Ausland importiert werden.

Kalzium

Der Erschöpfungstyp braucht mehr Kalzium als andere Typen,

aber verhältnismäßig weniger Kalium und Magnesium. Eine Nahrungsergänzung, wie sie zur Prävention von Osteoporose üblich ist (1000 mg Kalzium + D3) empfehle ich jedoch nicht!

Zink und Selen

Besonders für Sie als Erschöpfungstyp ist eine gelegentliche, möglichst kurmäßig betriebene Nahrungsergänzung mit diesen beiden Spurenelementen sinnvoll. Das heißt, daß Sie gelegentlich, vielleicht zwei Mal jährlich, eine vier- bis sechswöchige Kur mit diesen Präparaten durchführen, es sei denn, Sie brauchen es aus medizinischen Gründen regelmäßig (wie dies z.B. bei Diabetes der Fall sein kann). Neben antioxidativen Eigenschaften haben Zink und Selen wichtige Funktionen für das Zentralnervensystem und können die Entspannung sowie die Merk- und Konzentrationsfähigkeit steigern.

Aminosäuren

Falls Sie Vegetarier sind oder aufgrund von Krankheit oder Verdauungsschwäche eine schlechte Eiweißverwertung haben, denken Sie über die Zufuhr von Aminosäuren nach. Ausführlicher werde ich dieses Thema noch in dem Kapitel „Das ist wichtig, wenn Sie Vegetarier sind" erörtern.

Fermentierte Nahrungsergänzungsmittel

Fermentierte Nahrungsergänzungsmittel wie beispielsweise der bekannte Kanne Brottrunk oder die sogenannten Rechtsregulate können die Verdauung unterstützen, die Darmflora optimieren und damit indirekt die körpereigene Abwehr verbessern. Wenn Sie diese Nahrungsergänzung nehmen, ist für Sie wahrscheinlich zunächst eine geringe Dosierung angezeigt, da Ihre Darmschleimhaut meist gereizt reagiert. Besonders wenn bei Ihnen ein Reizdarmsyndrom vorliegt, sollten Sie es sehr vorsichtig angehen, die Symptome können sich u.U. zu Beginn verstärken.

Omega-3-Fettsäuren

Omega-3-Fettsäuren sind für jeden Typen insofern essentiell, als sie wichtige Stoffwechselvorgänge im Körper steuern und auf diesem Weg die Entzündungsbereitschaft des Organismus herabsetzen, was auch für die optimale Nährstoffverwertung von Bedeutung ist. Falls Sie sich an die Ernährungsempfehlungen halten, ca. zwei Mal wöchentlich etwas von den empfohlenen Fischsorten essen und zusätzlich immer mal kleine Mengen Leinöl verwenden, halte ich es nicht für notwendig, eine Ergänzung vorzunehmen. Sollten Sie dazu nicht in der Lage sein oder sich bei Ihnen ein entzündlicher Prozeß abspielen, kann eine Ergänzung jedoch sinnvoll sein.

Keine Kombipräparate

Ich rate Ihnen davon ab, die handelsüblichen Vitamin- oder Mineralstoff-Kombipräparate einzunehmen. Auch wenn bei Ihnen durch labortechnische Analysen bestimmte Mangelerscheinungen festgestellt wurden, sollten Sie diese nicht durch hohe Mengen der entsprechenden Vitamine und Mineralstoffe kompensieren. Es kann sinnvoller sein, den Ernährungsempfehlungen für eine Weile zu folgen, Ihr psychisches und physisches Empfinden zu beobachten und eventuell später noch einmal eine neue Analyse vornehmen zu lassen.

Gewürze

Beim Würzen müssen Sie als Erschöpfungstyp einiges beachten. Das betrifft zum Beispiel den Umgang mit **Salz**. Salz ist nicht immer gefährlich und für manche Menschen, besonders Sportler, sogar notwendig. Von einem vermehrten Salzkonsum können Menschen mit Burnout-Syndrom oder Migräne profitieren. Seien Sie mit Salz nicht zu sparsam, verwenden Sie aber auch nicht zuviel davon und, greifen Sie am besten auf Kristallsalz oder hochwertiges Meersalz zurück.

Großzügig umgehen und eigentlich uneingeschränkt verwenden dürfen Sie sämtliche **Küchenkräuter** (Petersilie, Schnittlauch, Majoran, Oreganum, Thymian, Salbei, Lorbeer, Basilikum, Kümmelsamen, Fenchelsamen etc.). Für den Erschöpfungstyp besonders empfehlenswert ist Petersilie, aber auch die anderen Küchenkräuter. Uneingeschränkt dürfen Sie auch Knoblauch und Zwiebel verwenden.

An exotischen Gewürzen empfehle ich Ihnen besonders Koriander und Galgant. **Galgant** gilt in den traditionellen Heilkünsten des Ostens als der „große vegetative Harmonisierer", und er regt vorzüglich die Verdauung an. Für **Curry, Cayennepfeffer, Ingwer** und andere exotische Spezereien vor allem aus dem asiatischen Raum gilt: Wenn Sie leicht frieren, gibt es keine Einschränkungen. Sollten Sie jedoch besonders bei heißem Wetter oder körperlicher Arbeit viel und leicht schwitzen, verwenden Sie diese nur wenig und selten. Dasselbe gilt für den Umgang mit Gewürznelken.

Paprikapulver und weißen sowie **schwarzen Pfeffer** sollten Sie eher meiden. Sie müssen nicht pedantisch darauf achten, aber diese Gewürze gehören zu den für Sie nicht sonderlich empfehlenswerten. Dasselbe gilt für die Salsas aus dem lateinamerikanischen Raum, die **Pestosaucen** (besser sind grüne, die roten sind eher nicht so ideal) sollten von optimaler Qualität sein.

Das ist wichtig, wenn Sie Vegetarier sind

Für den Anpassungstyp und für den Erschöpfungstyp erscheint es mir sinnvoll, als Eiweißquellen auf tierische Nahrungsmittel zurückzugreifen. Natürlich ist mir bewußt, daß viele unter meinen Lesern Vegetarier sind und es abgesehen von gesundheitlichen Aspekten auch handfeste Gründe für eine vegetarische Lebens- und Ernährungsweise gibt. Vielleicht gilt das auch für Sie. Sie sind ein spiritueller Mensch und haben moralische oder ökologische Bedenken gegen das Fleischessen. Wenn diese Gründe für Sie höher angesiedelt sind als Ihre körperliche und geistige Gesundheit, sollten Sie dennoch versuchen, die Ernährung so weit wie möglich an meinen Empfehlungen zu orientieren, besonders wenn Sie ein Anpassungs- oder Erschöpfungstyp sind. Für den Reiztyp ist eine vegetarische Ernährung in aller Regel ohne Probleme machbar. Für die anderen Typen gilt leider, daß Sie sich ohne Fleisch- und Fischverzehr dem Optimum dessen, was für Sie gut ist, nur annähern können. Warum?

Für ein ausgeglichenes Befinden brauchen Sie bestimmte Mengen an Eiweiß. Besonders der Erschöpfungstyp sollte zudem auf eine stärkearme Ernährung achten. Und genau darin liegt das erste Problem: Pflanzliche Nahrungsmittel, die Eiweiß liefern, enthalten in aller Regel auch viel Stärke. Der Verzehr von Milchprodukten und Ei entschärft das Problem bereits deutlich, ganz auflösen kann er es jedoch nicht.

Ferner brauchen Sie als Erwachsener neun essentielle Aminosäuren, um eine Eiweißform für Sie vollwertig zu machen. Essentielle Aminosäuren kann der Körper nicht selbst herstellen, alle übrigen schon. Viele pflanzliche Nahrungsmittel enthalten jedoch nicht alle essentiellen Aminosäuren in der erforderlichen Menge. Dabei gibt es folgendes Problem: Angenommen, ein Nahrungsmittel deckt bei acht von neun Aminosäuren tatsächlich den kompletten Bedarf, bei einer jedoch nur 50 Prozent, dann sind leider auch von den acht übrigen Aminosäuren nur 50 Prozent für den Körper verwertbar.

Damit sind Sie in der Zwickmühle. Denn erstens verliert das Eiweiß damit einen Teil seiner Wertigkeit, weswegen Sie mehr davon brauchen, um Ihren Bedarf daran zu decken. Dadurch benötigen Sie insgesamt auch mehr Kalorien, was zu Übergewicht führen kann. Zweitens enthalten die pflanzlichen Eiweißträger auch wieder mehr Stärke, so daß Sie unter Umständen für Ihren Typ zuviel Stärke bekommen, wodurch sich das Ungleichgewicht in Ihrem Stoffwechsel, das die vegetative Erschöpfung hervorruft, weiter verstärkt.

Eine mögliche Lösung für dieses Problem besteht darin, verschiedene pflanzliche Eiweiße untereinander oder aber mit Milch oder Ei so zu kombinieren, daß die Wertigkeit möglichst hoch ist. Dafür werde ich Ihnen auf den folgenden Seiten Beispiele zeigen. Die zweite Möglichkeit ist die gezielte Ergänzung von Aminosäuren. Dazu kann ich in einem solchen Buch leider nur Grundlegendes vermitteln. Doch diese Grundlagen sollen Sie anregen, sich tiefer mit der Materie auseinanderzusetzen, um so Ihre psychische und physische Befindlichkeit insgesamt zu verbessern, wenn Sie sich weiterhin vegetarisch ernähren wollen (falls Sie es sich anders überlegen, lesen Sie den letzten Abschnitt dieses Kapitels).

Biologische Wertigkeit von Eiweiß und Verfügbarkeit pro Kalorie

Eiweiß ist nicht gleich Eiweiß. Verschiedene Eiweiße haben ein unterschiedliches Profil verschiedener Aminosäuren (Eiweißbausteine), und der menschliche Körper braucht ein bestimmtes Profil, um eine optimale biologische Verfügbarkeit des Eiweißes zu erreichen. Optimale biologische Wertigkeit bedeutet, welchen Anteil des in einem Nahrungsmittel vorhandenen Eiweißes der Körper tatsächlich zum Aufbau von Körpergewebe nutzen kann. Als Referenzwert wurde der Wert des Eiklars auf 100 festgesetzt. Durch Kombination mehrerer Eiweiße können durchaus biologische Wertigkeiten von teilweise deutlich über 100 erreicht werden. Das gilt – zum Glück! – auch für die Kombination mehrerer pflanzlicher Eiweiße. Die biologische Wertigkeit, die nötig ist, um Ihren Körper optimal mit Eiweiß zu versorgen, können Sie daher auch mit einer vegetarischen Ernährung erreichen.

Das Problem bei pflanzlichen, eiweißhaltigen Nahrungsmitteln besteht jedoch darin, daß diese neben dem Eiweiß meist viele Kohlenhydrate und eventuell sogar Fette enthalten, daß sie stärkereich sind und man somit viele Kalorien aufnimmt, will man den für sich optimalen Eiweißbedarf decken. Denn es kommt nicht nur auf die biologische Wertigkeit von Eiweiß an, sondern auch auf die Absolutmenge von Eiweiß, die sagen wir 100 Kalorien eines Nahrungsmittels liefern. Und da schneidet pflanzliches Eiweiß nicht so gut ab:

Eiweiß in Gramm pro 100 Kilokalorien:
Reis (Vollkorn): ca. 1,2 g
Hirse: ca. 1,33 g
Spaghetti: ca. 1,8 g
Weizen, Linsen, Erdnüsse: 2 bis 2,5 g
Joghurt, fettes Fleisch, Ölsardine: ca. 4 g
Mageres Fleisch, Thunfisch, Buttermilch, Eier, Tofu: 5 bis 10 g
Huhn, Pute, Lachs, Hüttenkäse: deutlich mehr als 10 g

Wenn Sie von einem Eiweißbedarf von rund 70 bis 80 Gramm pro Tag ausgehen und diese ausschließlich veganisch (ohne Tierprodukte) decken wollen, dann müßten Sie allein für die Deckung des Eiweißbedarfs mindestens rund 2.000 Kalorien aufnehmen, die natürlich ferner noch optimal miteinander zu kombinieren sind. Für den Erschöpfungstyp, für Sportler oder Schwerarbeiter können noch wesentlich größere Eiweißmengen nötig sein, bei Bodybuildern liegt der Eiweißbedarf bei bis zu 250 Gramm pro Tag!

Ferner bleibt noch das Problem mit der Stärke und der Geschwindigkeit, mit der die Nahrungsmittel in Zucker umgewandelt werden (Glykämischer Index/Glykämischer Wert). Und natürlich müssen Sie Ihre Eiweiße ständig so kombinieren, daß die biologische Wertigkeit den Wert 100 erreicht oder höher liegt, damit Ihr Organismus aus den erforderlichen 80 Gramm Eiweiß tatsächlich alles herausholen kann. Dazu kommt Ihre Verdauungsleistung. Denn auch, wenn Sie 100 Gramm gutes Eiweiß mit der biologischen Wertigkeit von 100 (oder mehr) zur Verfügung haben, heißt das noch lange nicht, daß Ihr Verdauungstrakt aus diesen 100 Gramm tatsächlich 100 Gramm für den Körper verwertbares Eiweiß herausholt. Die optimale Eiweißversorgung ist also für den Vegetarier nicht ganz einfach.

Wenn Sie festgestellt haben, daß Sie zum Anpassungs- oder Erschöpfungstyp zählen, sich aber weiterhin gegen eine Ernährung mit Fleisch und/oder Fisch entscheiden, so sollten Sie Folgendes beachten:

Richtig kombinieren!

Durch Kombination pflanzlicher Nahrungsmittel läßt sich eine biologische Wertigkeit erreichen, die deutlich über 100 liegt. Hühnerei erreicht zum Beispiel diese biologische Wertigkeit, da es alle Aminosäuren in optimaler Kombination enthält. Leider liefert es aber pro Gramm Eiweiß zu viele Kalorien. Hier eine Tabelle, wie hoch die biologische Wertigkeit verschiedener (Einzel-) Eiweiße ist:

Molkenprotein: bis 110
Kartoffeln: knapp unter 100
Thunfisch: etwas über 90
Kuhmilch: 85 bis 90
Rindfleisch: zwischen 80 und 85
Reis (Vollkornreis): ~80
Roggenmehl: 75 bis 80
Bohnen und Mais: je 70
Weizenmehl: unter 60

Bei der Kombination verschiedener pflanzlicher Eiweiße (oder pflanzlicher Eiweiße mit Milchprodukten oder Ei) ist zur Erzielung der optimalen Wertigkeit auch auf die Mengenverhältnisse untereinander zu achten. Das Optimum wird nur bei bestimmten Mischungen erreicht, denn wo ein Nahrungsmittel Defizite erkennen läßt, muß ein anderes diese wirklich optimal ausgleichen.

Zum Beispiel:

35% Vollei + 65% Kartoffeln = BW (biologische Wertigkeit) von 135

Mit Weizen ergibt sich eine ganz andere Verteilung:

70% Vollei + 30% Weizen = BW von 118

Würde man den Anteil von Ei reduzieren oder erhöhen und im Gegenzug den Anteil des anderen Nahrungsmittels entsprechend anpassen, würde keine optimale biologische Wertigkeit erreicht werden. Die folgende Tabelle stammt aus dem Buch *Vollwert-Ernährung* von Professor Claus Leitzmann, Karl von Koerber und Thomas Männle (siehe Literaturverzeichnis):

Proteinanteile der Nahrungsmittel	Biologische Wertigkeit
35% Vollei + 65% Kartoffeln	135
60% Vollei + 40% Soja	124
70% Vollei + 30% Weizen	118
36% Vollei + 64% Bohnen	108
75% Milch + 25% Weizen	106
56% Milch + 44% Roggen	101
52% Bohnen + 48% Mais	101*
50% Milch + 50% Kartoffeln	92

(*Diese Kombination spielt insbesondere für die Eiweißversorgung in vielen Entwicklungsländern eine bedeutende Rolle).

Getrocknete Bohnen liefern recht viel Eiweiß pro Kalorie, teilweise mehr als Fleisch. Besonders günstig als pflanzliche Eiweißlieferanten sind Feuerbohnen, Kidneybohnen (das sind die Rötlichen), Limabohnen und weiße Bohnen.

Nahrungsergänzung

Um eine optimale Eiweißversorgung zu erreichen, ohne ausufernde Stärke- und überhöhte Kalorienmengen in Kauf nehmen zu müssen, empfehlen sich meiner Meinung nach drei Wege:

Molkeproteindrinks

Molkenprotein hat eine hohe biologische Wertigkeit von 110, ist meiner Erfahrung nach recht gut verträglich und liefert hochwertiges Eiweiß. Achten Sie bei diesen Proteindrinks aber darauf, daß die Mischungen ohne Zucker oder künstliche Süßstoffe sind. Lassen Sie sich bei Bedarf in einem Reformhaus oder Bio-Laden beraten.

Blaualgen

Getrocknete Blaualgen haben eine deutlich höhere Eiweißkonzentration als Fleisch oder Fisch. Achten Sie auch hier auf hochwertige und unbelastete Ware. Sie können bereits mit wenigen Gramm einen erheblichen Teil Ihres Eiweißbedarfs abdecken. So liefert 1 Gramm Blaualgen in etwa so viel verwertbares Eiweiß wie 3 Gramm Huhn (Brust). Sie enthalten zudem alle essentiellen Aminosäuren!

Aminosäuren

Wenn Sie Bedenken haben, Ihrem Körper nicht alle essentiellen Aminosäuren zuzuführen, können Sie Aminosäuren als Nahrungsergänzung zu sich nehmen (Bodybuilder haben beim Training immer kleine Trinkampullen von Aminosäuren dabei). Meiner Meinung nach ist dies allerdings nur sehr selten nötig, wenn Sie sich an die übrigen Ratschläge in diesem und dem Kapitel über Ihren Stoffwechseltyp halten. Sollten Sie Mitglied in einem Fitneßstudio sein, das über einen Ernährungsberater oder Diätassistenten verfügt, können Sie ihn/sie einmal auf dieses spezifische Problem ansprechen. Aminosäuren per Trinklösung zu ergänzen empfiehlt sich meiner Meinung nach nur für stark geschwächte Personen, ferner für Sportler, die Muskelmasse aufbauen wollen, und eventuell in der Rekonvaleszenz nach einer langen, auszehrenden Krankheit. Es gibt Fachzeitschriften wie beispielsweise die *Sport Revue* oder *Sport & Fitness*, in denen diese Themen sehr ausführlich und nach dem neuesten Stand der Wissenschaft abgehandelt werden.

Wenn Sie wieder Fleisch essen möchten

Beginnen Sie langsam. Auch wenn Ihr Körper vielleicht Fleisch braucht, ist er zunächst noch nicht wieder daran gewöhnt. Ihre gesamte Verdauung und Ihr Enzymsystem müssen sich erst wieder darauf einstellen, Fleisch zu verdauen. Beginnen Sie am besten mit kleinen Mengen purinarmer und fettarmer leichter Eiweiße, die zum Beispiel in Hühnerbrust und Putenbrust zu finden sind. Bedenken Sie, daß es oft zwei Paar Schuhe sind, etwas zu brauchen und etwas zu vertragen.

Es mögen einige Wochen vergehen, bis sich bei Ihnen ein neues Gleichgewicht einstellt. Es kann sogar sein, daß Sie vorübergehend Heißhunger auf Fleisch haben. Betrachten Sie dies als Zeichen, daß Ihr Körper die Nährstoffe aus tierischen Nahrungsmitteln gebraucht hat.

Noch ein Tip:

Da Ihr Streßniveau vermutlich nicht immer gleich hoch ist und sich auch die Zugehörigkeit zu einem bestimmten Ernährungstyp ändern kann, ist es durchaus möglich, daß irgendwann wieder eine überwiegend vegetarische Ernährung für Sie angebracht ist!

Der Orangensaft-Test

Der Orangensaft-Test wurde von mir entwickelt, um Ihnen eine weitere Möglichkeit der Feinabstimmung im Nährstoffbedarf an die Hand zu geben. Im Prinzip ist er ganz leicht durchzuführen, allerdings muß er mehrfach wiederholt werden, damit sich das Ergebnis verifizieren läßt. Am besten, Sie führen ihn nachmittags mit großem Abstand zu den Hauptmahlzeiten durch. Sie sollten aber 1. mindestens zwei, besser zweieinhalb bis drei Stunden vorher nichts gegessen haben, 2. mindestens noch drei Stunden Zeit bis zur nächsten Mahlzeit haben.

Trinken Sie statt einer Zwischenmahlzeit einfach ein großes Glas Orangensaft. Erfassen Sie Ihre Reaktionen darauf nach einer halben, einer, zwei Stunden sowie kurz vor der nächsten Mahlzeit. Es gibt mehrere Möglichkeiten:

1. Sie fühlen sich bis zum Abendessen wohl und haben dann ein leichtes, normales Hungergefühl: Dann sollten Sie eher wenig Fett und Eiweiß essen und sich kohlenhydratreich ernähren. Reduzieren Sie also den für Ihren Typ empfohlenen Eiweiß- und Fettanteil ein wenig. (Dies gilt jedoch nicht für den Reiztyp, der auch bei dieser Reaktion meine Vorgaben für Eiweiß- und Fettanteile beibehalten sollte.)

2. Sie fühlen sich zwar bis zum Abendessen wohl, haben dann aber ein starkes Hungergefühl. In diesem Fall sollten Sie sich möglichst nach meinen Empfehlungen für Ihren Typ richten.

3. Sie werden immer unruhiger, fahriger, kribbeliger und nervöser und entwickeln ein unangenehmes Hungergefühl, so daß Ihnen schlecht vor Hunger wird. (Vielleicht kennen Sie dieses Gefühl noch aus der Kindheit, wenn Sie die Zeit beim Spielen vergessen haben?). In diesem Fall erhöhen Sie den für Ihren Typ empfohlenen Eiweißanteil etwas, behalten aber den Fettanteil bei.

4. Sie werden zunehmend unkonzentrierter, dann relativ plötzlich müde, schlapp und haben eventuell mit Kreislaufproblemen zu kämpfen. Sie schleppen sich bis zum Abendessen hin und entwickeln starken Hunger auf etwas Gehaltvolles. Erhöhen Sie bei dieser Reaktion den für Ihren Typ empfohlenen Eiweiß- und Fettanteil etwas. (Dies gilt nicht, wenn Sie ein Erschöpfungstyp sind, der den empfohlenen Eiweiß- und Fettanteil in jedem Fall beibehalten sollte.)

Probieren Sie den Orangensaft-Test am besten drei- oder viermal aus, und zwar beim ersten Mal vor Aufnahme meines empfohlenen Ernährungsprogramms, beim zweiten Mal zu Beginn, beim dritten und vierten Mal, wenn Sie schon einige Wochen dabei sind. Beobachten Sie genau, was mit Ihnen geschieht. Es ist nicht unbedingt ein schlechtes Zeichen, wenn Sie reinen Orangensaft nicht so gut vertragen, und Sie sollten den Test nicht durchführen, wenn Sie Allergien oder Verdauungsprobleme haben. Frisch gepreßter Saft ist optimal, Sie können für den Test aber auch Konzentrat (ohne Zuckerzusatz) nehmen.

Weitere, wichtige Details

Der Teufel steckt oft im Detail. Dies gilt insbesondere dann, wenn man bestimmte Vorgaben macht, aber dennoch kein starres, unflexibles System schaffen will, das den Anwender eher abschreckt. Lesen Sie in diesem Kapitel Wissenswertes über die Feinabstimmung einer ausgewogenen Ernährung im Sinne von *Power Food für die Psyche*.

Anpassung der Ernährung an den Tagesverlauf

Sie können die Ernährung völlig individuell an Ihren Tagesverlauf anpassen. Wichtig ist vor allem, daß Ihr Bedürfnis nach Gewohnheitsmitteln zurückgeht und Ihr Energielevel und sowie Ihr psychisches Befinden sich auf einem optimalen Niveau einpendeln: voll bei der Sache, konzentriert, dabei aber entspannt.

Das erste Ziel werden Sie nach ein paar Wochen erreichen, das zweite wird sich nach ein paar Monaten einstellen. Wichtig ist auf jeden Fall, die Verteilung der Nährstoffe Ihrem individuellen Bedarf anzupassen. Es gibt Ernährungsratgeber, die empfehlen, zu frühstücken wie ein König, und andere, die dazu raten, bis mittags möglichst nur Obst und Wasser zu sich zu nehmen. Beide beleuchten eine Seite richtig, vernachlässigen aber die andere.

Ich empfehle grundsätzlich jedem Stoffwechseltyp, zum Frühstück wenigstens ein bißchen Eiweiß zu sich zu nehmen. Grundsätzlich sollte bei jeder Mahlzeit die tatsächliche Menge an Eiweiß und Kohlenhydraten um nicht mehr als 10 Prozent von der empfohlenen Menge abweichen, die des Fettes um nicht mehr als 3 Prozent. Wenn Sie also ein Anpassungstyp sind und etwa 25 Prozent Eiweiß brauchen, sollten Sie zu keiner Mahlzeit weniger als 15 Prozent oder mehr als 35 Prozent verzehren. Ausnahmen müssen überall drin sein, wichtig ist nur, daß Sie sich zu 90 Prozent an die Vorgaben halten. Später, wenn Sie sich besser fühlen, reicht es, wenn Sie sich zu 70 bis 80 Prozent an die Vorgaben halten.

Einige Menschen vertragen mehr Eiweiß am Morgen, andere besser am Abend. Viele frühstücken fast ausschließlich Kohlenhydrate, weil ihnen das schnell Energie gibt und sie (neben dem Kaffee) so richtig munter werden läßt. Doch leider fällt das Energieniveau dann oft schon gegen halb zehn oder zehn Uhr wieder ab. Dafür gibts dann das „gute" Frühstückchen...

Sie können im Rahmen der Vorgaben des vorletzten Absatzes gerne mit Eiweißmengen experimentieren und in der ersten Zeit mithilfe einer einfachen Beobachtungstabelle Ihre Erfahrungen für sich zusammenfassen:

a) Wann fällt mein Energieniveau nach dem Frühstück ab?
b) Wie ist mein Energieniveau über den Tag verteilt (gleichmäßig/ungleichmäßig)?
c) Fühle ich mich gereizt oder gestreßt?
d) Fällt mir das Denken schwer oder leicht?
e) Schlafe ich schnell ein und gut durch, oder ist mein Schlaf gestört?

f) Fühle ich mich deutlich vor der Schlafenszeit müde und erschöpft?

g) Bekomme ich Heißhungerattacken, und wenn ja, worauf?

Meine Empfehlungen für Sie fasse ich grob in folgender Tabelle zusammen:

	Mehr Eiweiß und Fett!	**Anteile beibehalten!**	**Weniger Eiweiß und Fett!**
Frage a) (bezogen aufs Frühstück)	Fällt deutlich vor dem Mittagessen ab.	Fällt erst kurz vor dem Mittagessen ab.	Fühle mich kurz nach dem Frühstück etwas träge, wird erst später besser, zum Mittag noch nicht hungrig.
Frage b) (bezogen auf allgemein)	Ungleichmäßig, schlechter vor den Mahlzeiten.	Gleichmäßig.	Ungleichmäßig, schlechter nach den Mahlzeiten.
Frage c) (bezogen auf allgemein)	Fühle mich öfter gereizt und gestreßt, werde dabei oft unkonzentriert, fahrig und nervös, aber nicht aggressiv.	Fühle mich kaum gereizt und gestreßt.	Fühle mich öfter gereizt und gestreßt, werde dabei oft aggressiv.
Frage d) (bezogen auf allgemein)	Denken fällt mir schwer, weil die Gedanken fliegen oder ich den Faden verliere.	Denken fällt mir leicht.	Denken fällt mir schwer, weil ich mich geistig träge fühle.
Frage e) (bezogen aufs Abendessen)	Ich schlafe schlecht ein und durch, weil mir mein Kreislauf zu schaffen macht. Schlafstörungen betreffen überwiegend die zweite Nachthälfte.	Ich schlafe schnell ein und gut durch, keine Schlafstörungen.	Ich schlafe schlecht ein und durch wegen Völle- oder Schweregefühl, Schlafstörungen betreffen überwiegend die erste Nachthälfte /Einschlafen.

	Mehr Eiweiß und Fett!	**Anteile beibehalten!**	**Weniger Eiweiß und Fett!**
Frage f) (bezogen auf allgemein)	Ja, fühle mich deutlich vor der Schlafenszeit müde und erschöpft, plötzliches Auftreten.	Nein, bin bis zur regulären Schlafenszeit munter.	Ja, fühle mich deutlich vor der Schlafenszeit müde und erschöpft, allmähliches Auftreten.
Frage g) (bezogen auf allgemein)	Heißhunger überwiegend auf Süßes, Gehaltvolles wie Pralinen oder auf Salziges, Herzhaftes, wie Chips oder Nüsse.	Kein Heißhunger.	Heißhunger fast ausschließlich nur auf Süßes und hier insbesondere Leichtes wie Plätzchen, Kekse, Bonbons.

Dies sind natürlich nur einige wenige Beispiele, anhand derer man seinen Bedarf an den drei Nährstoffgruppen Eiweiß, Kohlenhydrate und Fett einschätzen kann. Sollten Sie tiefer in diese Materie einsteigen wollen, empfehle ich Ihnen das hervorragende Buch von William Wolcott und Trish Fahey: *Essen, was mein Körper braucht* (siehe Literaturverzeichnis).

Vorsicht, Soja!

Sojaprodukte werden ja im allgemeinen als sehr gesunde Nahrungsmittel und als vollwertiger, eiweißreicher Ersatz für Fleisch und Fisch betrachtet. Das sehe ich etwas anders, und nicht nur ich, sondern mittlerweile viele Ernährungsberater. Soja enthält auf der einen Seite sogenannte Isoflavonoide, von denen einige Wirkstoffe ähnlich strukturiert sind wie weibliche Geschlechtshormone, was in den Wechseljahren durchaus vorteilhaft sein kann. Auch enthält Soja eine gewisse Menge Lecithin, das sich wiederum förderlich auf unsere Nervengesundheit auswirkt. Die meisten industriell hergestellten Mengen an Lecithin werden sogar aus Sojaisolat gewonnen.

Auf der anderen Seite hat Soja allerdings einige handfeste Nachteile. Sie betreffen vorwiegend Tofu und alle sonstigen Sojaprodukte, die nicht fermentiert (vergoren) oder gekeimt wurden. Das heißt: Sojasauce, ja bitte! Sojakeimlinge: gerne! Miso, Tempeh: aber immer! Für Tofu und alle anderen nicht fermentierten Sojaprodukte ist allerdings folgendes zu beachten: Zum einen ist das (reichlich vorhandene) Eiweiß nicht richtig verwertbar, man nimmt heute sogar an, daß Soja die Aufnahme von Eiweiß sogar behindert. Zum zweiten enthalten diese Sojaprodukte Substanzen, die die Schilddrüse schwächen, damit eventuell den Stoffwechsel verlangsamen und eine Gewichtszunahme bewirken. (Unter Fitneßsportlern zirkuliert die provokante These, das wichtigste zur Entwicklung eines „Waschbrettbauchs" sei das Weglassen von Sojaprodukten!). Das sollten Sie auf jeden Fall wissen, gerade auch als Vegetarier!

Wenn die Ernährungsumstellung kaum Wirkung zeigt

Ich habe *Power Food für die Psyche* für eine Reizung (und, in späteren Phasen) Erschöpfung des vegetativen Nervensystems durch langanhaltenden, chronischen Streß entwickelt. Ich gehe davon aus, daß das vegetative Nervensystem (Sympathikus und Parasympathikus) auf Streß reagiert und fast immer zum dominanten Faktor für den menschlichen Stoffwechsel wird, weil es nun mal durch Streß angeregt wird. In manchen, allerdings seltenen Fällen steht das vegetative Nervensystem auch bei Streß nicht im Vordergrund. Hieraus ergeben sich gewisse Abweichungen bei den Ernährungsempfehlungen. Damit Sie dies für sich feststellen können, habe ich einige Zusatzfragen entwickelt:

1. Auf Streß reagiere ich ...

a) entweder aggressiv oder traurig und weinerlich, hilflos.
b) entweder fahrig, hektisch und unkonzentriert oder depressiv und müde.

2. Wenn ich Hunger habe ...

a) ist dies ein gesundes Hungergefühl, es kann aber auch Heißhunger sein.
b) ist dies ein ungesundes Hungergefühl, oder ich habe gar keinen Hunger.

3. Zielstrebigkeit

a) Ich beginne eine Sache, die ich in aller Regel auch zu Ende führe.
b) Ich arbeite an mehreren Projekten gleichzeitig und verzettele mich dabei gelegentlich.

4. Genauigkeit

a) Ich arbeite schnell oder langsam, aber dabei genau.
b) Ich arbeite schnell oder langsam, verhaspele mich dabei aber immer wieder.

5. Charakteristik

a) Ich bin entweder aggressiv oder sonstwie emotional.

b) Ich bin nicht gereizt oder emotional, aber entweder hastig oder gelassen.

6. Redeweise

a) Ich rede deutlich und betont, entweder im Befehlston (zackig) oder aber mit weicher, angenehmer, beruhigender warmherziger Stimme.

b) Ich rede entweder schnell und viel und verdrehe Wörter, oder langsam und monoton oder rede wenig.

7. Essen und Reaktion

a) Wenn ich etwas Leichtes oder Süßes esse, werde ich entspannter oder müder.

b) Wenn ich etwas Leichtes oder Süßes esse, werde ich munterer oder hektischer.

8. Denken und Konzentration

a) Mein Denken ist klar, strukturiert und abstrakt, oder die Gedanken lösen sich auf oder verfliegen.

b) Mein Denken ist sprunghaft und unstrukturiert, oder Gedankenabläufe wiederholen sich ständig und monoton.

9. Ordnung

a) Ich brauche Ordnung und Struktur in meinem Leben.

b) Ordnung und Struktur sind für mich eine Nebensache, oder ich kann damit nichts anfangen/damit nicht umgehen.

10. Sport

a) Bewegung und Sport sind für mich entweder Disziplin oder Spaß.

b) Bewegung und Sport sind für mich entweder irrelevant oder Routine.

Auswertung

Je mehr Antworten Sie bei b) und je weniger Antworten Sie bei a) haben, desto weniger wird das autonome oder vegetative Nervensystem durch Streß in die Dominanz gezwungen.

Wenn Sie drei Fragen oder weniger mit a) beantwortet haben und mein Ernährungsprogramm Ihnen nicht so hilft, wie gedacht, versuchen Sie Folgendes:

a) Wenn Sie dem ersten Test zufolge zum Reiztyp gehören, erhöhen Sie den Eiweiß- und Fettanteil und nehmen Nahrungsmittel aus den beiden anderen Gruppen hinzu.

b) Wenn Sie dem ersten Test zufolge zum Erschöpfungstyp gehören, senken Sie den Eiweiß- und Fettanteil und nehmen Nahrungsmittel aus den beiden anderen Gruppen hinzu.

c) Wenn Sie dem ersten Test zufolge zum Anpassungstyp gehören, behalten Sie alles so bei, wie es ist.

Für den Fall, daß Sie mit diesem Programm immer noch nicht weiterkommen, empfehle ich Ihnen die Erstellung eines persönlichen Ernährungsprofils (PEP) nach dem Synergie-System oder Metabolic Typing. Hierzu können Sie sich an meine Kontaktadresse wenden, die Sie am Schluß des Buches finden.

Anpassung an das Lebensalter

Auch mit dem Lebensalter verändert sich der Stoffwechsel. In den ersten 30 Jahren ist unser Stoffwechsel „aufbauend" und benötigt mehr Eiweiß. Zwischen dem 30. und 45. bis 50. Lebensjahr halten sich meist aufbauende und abbauende Stoffwechselprozesse die Waage. Ab dem 45. bis 50. Lebensjahr dominieren die abbauenden Prozesse, und wir benötigen weniger Eiweiß und Fett, dafür aber mehr Kohlenhydrate.

Wenn Sie Ihre Ernährung an diesen Umstand anpassen wollen, fügen Sie bis zum 30. Lebensjahr etwa 3 bis 5 Prozent Eiweiß hinzu und ziehen ab dem 45. bis 50. Lebensjahr rund 3 bis 5 Prozent Eiweiß ab – immer auf die Menge auf dem Teller bezogen. Mehr müssen Sie eigentlich nicht berücksichtigen.

Abwechslungsreich essen!

Wenn Sie sich in letzter Zeit bereits gesund ernährt haben, dürfte Ihnen meine vorgeschlagene Umstellung wenig Schwierigkeiten bereiten. Wichtig ist vor allem, Abwechslung in die Rezeptgestaltung einfließen zu lassen. Viele eignen sich zum Beispiel gewohnheitsmäßig ein Standardfrühstück an, nicht nur weil es schmeckt, sondern auch, weil es wenig Mühe bei der Zubereitung macht. Immerhin haben wir es hier mit gestreßten Zeitgenossen zu tun.

Wenn Sie öfter das Gleiche essen wollen, dann achten Sie darauf, daß darin besonders viele Nährstoffe enthalten sind, die ein breites Spektrum abdecken und ohne großen Aufwand Variationen zulassen. Z.B. so:

Frühstück (Beispiel für den Reiztyp):

1 Glas Wasser, 15 Minuten warten, dann:
1 Handvoll Himbeeren oder Trauben, ein Apfel oder eine Birne
2 Scheiben Natursauerteigbrot mit 1 TL Butter
½ Stück ökologisches Forellenfilet mit etwas Bio-Meerrettich

Damit sind Sie wunderbar bedient, vor allem, wenn Sie die Forelle gelegentlich noch durch Ei (oder einen anderen Eiweißträger) ersetzen und das Obst variieren. Für den Fall, daß Sie es aber extravaganter mögen, mehr Abwechslung und eventuell auch einen exotischen (gleichwohl gesunden) Touch in Ihre Küche bringen wollen, ohne dafür allzu viel Zeit aufwenden zu müssen, lesen Sie bitte den nun folgenden Rezeptteil mit heimischen wie internationalen Rezepten. Besonders wenn Sie chronisch erschöpft sind, daher recht viel Eiweiß brauchen, aber nur wenig Stärke essen sollten, was erfahrungsgemäß beim Frühstück nur schwer machbar ist, sollten Sie sich hier Anregungen holen.

Die Rezepte sind schmackhaft, frisch in überwiegend kurzer Zeit zuzubereiten und mit wenig Aufwand realisierbar. Im Rezeptteil achten wir nicht zu verbissen auf das gesundheitliche Optimum, sondern auf angenehmen, leckeren und abwechslungsreichen Geschmack. Bei starken gesundheitlichen Beeinträchtigungen sollten Sie die Rezepte allerdings noch ein wenig mehr an meine Vorgaben im theoretischen Teil anpassen (z.B. echtes Natursauerteigbrot statt Fladenbrot nehmen etc.)

TEIL II

Power Food für die Psyche

Die Rezepte

Vorwort zum Rezeptteil von Armin Ginschel

Nachdem Sie in den vorangegangenen Kapiteln schon viel über die einzelnen Stoffwechseltypen gelernt haben, soll es nun ans „Eingemachte" gehen. Bitte nehmen Sie den Begriff nicht wörtlich, denn trotz unserer schnellebigen Zeit wollen wir weitestgehend mit frischen Zutaten kochen. Seit einigen Jahren geistert der Begriff „Convenience Food" (übersetzt etwa mit „bequemes Essen") durch die Presse. Der goldene Gral für den gestreßten Wohlstandsbürger ermöglicht es jedem von uns, der eine Packung aufreißen und einen Kochtopf richtig herum halten kann, in maximal 20 Minuten ein schmackhaftes Mahl zu kreieren. Ein halbes Kilo Fleisch, eine Handvoll Möhren aus dem Glas, eine Packung mit vorgekochtem Reis und ein geheimnisvolles Pülverchen aus der Tüte, und schon schmeckt das köstliche Mahl wie bei Muttern. So jedenfalls will es uns die Werbung glauben machen. Daß es nicht so einfach ist, zeigt uns oft der gesunde Menschenverstand oder ein Blick auf die Zutatenliste.

Hier geht es uns aber nicht darum, Fertiggerichte oder vorgekochte Zutaten zu verdammen (auch ich greife gelegentlich zu gebratenem Rinderhack zwischen zwei Brötchenhälften), wir raten nur zu einem verantwortungsvollen Umgang damit.

Das Hauptproblem bei einer gesunden Ernährung stellt oftmals die knappe Freizeit dar. Abgekämpft kommt man abends von der Arbeit, Geschirrberge türmen sich wie ein schneebedecktes Alpenpanorama, und statt Gemüse zu schnibbeln möchte man sich lieber faul auf der Couch räkeln und sich von bewegten Bildern berieseln lassen. So steht man ratlos im Supermarkt und greift nach heftigen Anfällen voller Selbstzweifel zur Fertigpizza oder der Nudelsauce, für die sogar bekannte Tennisspielerinnen schwärmen. Ich gestehe zu meiner Schande, daß ich hier durchaus aus eigener Erfahrung spreche. Daher habe ich darauf geachtet, daß sich viele der Rezepte auch mit bescheidenem Zeitpolster nachkochen lassen.

Bei der Auswahl der Gerichte befand ich mich in einem unangenehmen Dilemma. Wie legt man einen Rezeptteil für drei verschiedene Stoffwechseltypen an, ohne die Vegetarier unter ihnen zu vergessen? Jedem der drei Typen ein eigenes Kapitel zu widmen hätte für jeden nur etwa 10-15 Rezepte bedeutet. Daher habe ich mich für einen anderen Weg entschieden. Ich habe die Speisen so zusammengestellt, daß sie sich mit kleinen Abwandlungen für alle Typen eignen. Sie finden also zu jedem Rezept Anregungen, wie Sie das Gericht für Ihren Typ „kompatibel" machen können. Sie können sich aussuchen, ob Sie zu dem Gericht Fleisch, Fisch oder sonstiges Eiweiß oder aber Gemüse, Brot oder Teigwaren, Kartoffeln bzw. Reis reichen. Die „typenkompatiblen" Mengenangaben **für 2 Personen** finden Sie jeweils unter den Tips.

Inhaltsübersicht Rezeptteil

Blumenkohlsalat	150
Champignons mit Safran-Couscous	152
Handkäse mit Äppelwoi	154
Handkäse in Schmandsoße	156
Joghurt-Möhren	158
Möhrenpüree	159
Rote Beete mit Joghurt	161
Bayrisch Kraut	163
Frittierte Zucchini	165
Safran-Zimt-Zwiebeln	167
Zucchinipuffer mit Dillschmand	169
Chinesisches Frühstück	171
Desajuno Mexicano	173
Guacamole mit Tacos	175
Krabbencocktail mit Avocados	177
Rührei mit Kartoffeln und Krabben	179
Rührei mit Krabben	181
Überbackenes Durcheinander	183
Hühnerleber Oriental	185
Lamm-Tajine mit Zucchini, Auberginen und Paprika	187
Okraschoten mit Tomaten	189
Paprika-Pilz-Pfanne mit Mangold	191
Tajine mit Pflaumen und Aprikosen	193
Auberginenpüree	196
Kartoffel-Rettich-Gemüse	198
Kräuter-Huhn	200
Pilzpfanne mit Amarant	203
Mediterrane Gemüsepfanne	205
Piperade	207
Paprika-Kraut-Gulasch	209

Safran-Lamm	211
Weißkohlcurry	213
Apfel-Zwiebel-Quiches	215
Arabisches Bohnenpüree	218
Chopsuey	221
Fisch auf Gemüsebett	223
Fischduft-Auberginen	225
Fischfilet mit Schafskäse	227
Fruchtiges Fisch-Curry	229
Ingwerfleisch mit Cashewkernen	232
Kreolischer Fischeintopf (Carri)	234
Lauch-Apfel-Gratin	236
Pangasiusfilet aus dem Bratschlauch	238
Pilzsteak mit Balsamico	240
Rindfleisch mit Honigsenf	242
Rotbarschfilet auf Gemüsebett	244
Rotes Linsengemüse	246
Schnelles Hühnercurry	248
Spicy Tomatendip mit Pitabrot	250
Spinatklößchen	252
Tabbouleh	254
Tomaten-Zucchini-Tarte	256
Tomatiges Hühnchen mit Kräutern	258
Warmer Gemüsesalat	260
Spinatsalat	262
Wirsingrouladen	264
Pastasaucen	266
Bärlauch-Pesto	268
Haselnuß-Pesto	269
Pesto Genovese	270
Pistazien-Pesto	271
Sahnige Tomatensauce	272
Schnelles Tomaten-Walnuß-Pesto	273
Walnuß-Pesto	273
Zitronensauce	275

Blumenkohlsalat

(Zubereitungszeit 25 Minuten)

1 kleiner Blumenkohl
1 Zehe Knoblauch
Je ½ Bund Petersilie, Minze und Koriander
Salz, 1 TL Kurkuma, 1 TL Paprika edelsüß
2 EL Tahin (Sesampaste)
4 EL Joghurt
1 TL Honig
2 EL Olivenöl
4 EL Pinien- oder Sonnenblumenkerne

Blumenkohl waschen, putzen und die Röschen abschneiden. Die Stiele in circa 0,5 cm große Würfel schneiden. In einem großen Topf 2 l Wasser mit Salz und Kurkuma zum Kochen bringen. Zwischenzeitlich die Kräuter waschen, trockenschütteln und die Blättchen fein hacken.
Knoblauchzehe schälen und durchpressen.
Für die Sesampaste Knoblauch, Joghurt, Honig und Zitronensaft verquirlen und mit Salz und Zitronensaft abschmecken.
Den Blumenkohl (Röschen und Stiele) in das kochende Wasser geben und zugedeckt in 5-8 Minuten bissfest kochen. Blumenkohl in einem Sieb abschütten, kurz mit kaltem Wasser abschrecken (um ein Weitergaren zu verhindern) und abkühlen lassen.

Pinienkerne oder Sonnenblumenkerne in einer Pfanne ohne Fett unter Rühren goldbraun rösten.

Blumenkohl mit Kräutern vermischen, Sauce zugeben und die gerösteten Kerne drüberstreuen.

Hinweise

Sesampaste bekommen Sie am besten in türkischen Lebensmittelgeschäften. Da sich die festen und die flüssigen Bestandteile leicht voneinander trennen, müssen Sie eventuell die Paste erst mit der Gabel etwas zerdrücken, bevor Sie die restlichen Bestandteile zugeben. Wenn Sie mögen, können Sie zur Hälfte Pinienkerne und Sonnenblumenkerne verwenden. Sesamsauce schmeckt auch mit einem TL Honig sehr gut.

TIPS

Der Blumenkohlsalat enthält durch die Sesampaste etwas Fett. Servieren Sie ihn je nach Ernährungstyp mit ein wenig Kartoffeln und einem Steak oder einem Fischfilet.

Anpassungstyp: Fleisch/Fisch und Kartoffeln zu gleichen Teilen, das Doppelte an Blumenkohl.

Erschöpfungstyp: Fisch/Fleisch und Kohl zu gleichen Teilen, nur zwei bis drei Kartoffeln.

Reiztyp: Machen Sie mehr Sauce und servieren Sie Kartoffeln zum Blumenkohl.

Champignons mit Safran-Couscous
(Zubereitungszeit circa 40 Minuten plus 15 Minuten Backzeit)

400 g gleichmäßig große Champignons
2 Schalotten oder andere kleine Zwiebeln
2 Zehen Knoblauch
½ Bund glatte Petersilie
40 g Pistazienkerne feingehackt
1 Tütchen Safranfäden
150 ml heiße Gemüsebrühe
60 g Butter
100 g mittelfeiner Couscous
Salz, schwarzer Pfeffer, 1 Messerspitze Cayennepfeffer
1 Zitrone
Butter für die Form

Champignons putzen, Stiele kleinhacken. Schalotten und Knoblauch schälen und fein hacken. Petersilie abspülen, trockenschütteln, Blättchen abzupfen und hacken.
Safran mit etwas Salz im Mörser zerreiben. 2 EL Brühe zugeben und etwas ziehen lassen.
20g Butter in Pfanne sanft erhitzen, bis sie schäumt. Schalotten und Knoblauch darin 1-2 Minuten andünsten. Gehackte Champignonstiele zugeben und unter Rühren 2-3 Minuten mitdünsten. Salzen, pfeffern und beiseite stellen.
Backofen auf 200 Grad vorheizen.
Restliche Brühe aufkochen und die Safranmischung zugeben.

Über den Couscous gießen, 5-6 Minuten quellen lassen. Mit 2 Gabeln auflockern, 20g Butter untermischen.

Couscous mit Champignonmischung, Petersilie und Pistazien mischen. Mit Gewürzen abschmecken.

Form mit Butter ausstreichen. Champignons mit Couscous-Mischung füllen und in der Form verteilen. Restliche Butter in Flöckchen auf den Pilzen verteilen. Champignons 10-15 Minuten im Backofen überbacken.

Pilze mit Zitronenachteln servieren.

TIPS

Wer mag, kann direkt zur Couscousmischung ein wenig Zitronensaft geben.

Sesamsauce schmeckt auch mit einem TL Honig sehr gut.

Couscous liefert für **alle Stoffwechseltypen** ausreichend Kohlenhydrate. Servieren Sie die Pilze zu Fleisch. Wenn Sie ein **Reiztyp** sind, sollte es nur ein kleines Stück Puten- oder Hühnerbrust sein, um das richtige Verhältnis zwischen Eiweiß und Kohlenhydraten zu erzielen.

Handkäse mit Äppelwoi

(Zubereitungszeit circa 10 Minuten plus 10 Stunden Marinierzeit)

500 g Handkäse
500 ml Apfelwein
2 Zwiebeln
etwas Öl

Handkäse über Nacht in Apfelwein einlegen (Harzer vorher in Scheiben schneiden). Zwiebel in Ringe schneiden, mit Öl verrühren und über den Käse geben.

Nicht Jedermann hat ein Faible für „duftenden" Handkäse, und auch ich verzog früher das Gesicht, wenn mein Papa sein Brot damit belegte. Inzwischen sind der kleine Stinker (der Käse) und ich gute Freunde. Die nachfolgende Variante ist mit einem kräftigen Brot eine kleine Delikatesse. Wer keinen Handkäse findet, kann auch einen anderen Sauermilchkäse nehmen.

Hinweise

Sauermilchkäse zeichnet sich durch einen sehr niedrigen Fett- und einen hohen Eiweißgehalt aus. Im Prinzip ist er dadurch für jeden Ernährungstyp geeignet. Servieren Sie den Käse mit einem kräftigen Brot, bevorzugt Natursauerteigbrot oder ein kräftiges Roggenvollkornbrot.

TIPS

Der **Erschöpfungstyp** hat es hier am einfachsten. Für den **Reiz- und den Anpassungstyp** empfehle ich die entsprechenden Mengen an Pellkartoffeln dazu. Sie sollten jedoch beachten, nicht mehrere stärkereiche Kohlenhydrate zusammen zum Handkäs zu essen (also beispielsweise Brot mit Kartoffeln kombiniert). Nehmen Sie statt dessen z.B. noch einige Mixed Pickles mit hinzu (biologische Qualität).

Handkäse in Schmandsoße

(Zubereitungszeit circa 15 Minuten plus 1 Stunde Marinierzeit)

2 Handkäse (nicht allzu reif)
1 Becher Schmand
2 Becher saure Sahne
1 Bund Schnittlauch
½ Bund Dill
½ Bund Petersilie
Salz, Pfeffer, Zucker, Paprika edelsüß

Handkäse würfeln und in einen Steinguttopf oder eine Schüssel geben.
Kräuter abwaschen, trockenschütteln und kleinhacken.
Die restlichen Zutaten verrühren und über den Käse gießen.
Für mindestens eine Stunde kühl stellen.

Ein herrliches Sommergericht mit Bauernbrot oder Bratkartoffeln. Wer einen intensiveren Kräutergeschmack mag, kann auch noch die Blättchen von einem Zweig Thymian und einem Zweig Majoran unterrühren.

Hinweise

Den Reifegrad von Handkäse oder Harzer können Sie an seinem weißen Kern erkennen. Je kleiner dieser ist, desto reifer ist der Käse.

TIPS

Wie bei dem anderen Handkäsrezept empfehle ich auch hier ein kräftiges Brot oder Kartoffeln (Pellkartoffeln oder Bratkartoffeln) dazu. **Reiz- und Anpassungstyp** sollten die Menge an Kartoffeln ein wenig erhöhen. Achten Sie dabei auf die Mengenverteilungen, wie sie für Ihren Typ angegeben sind. Pellkartoffeln sind für den **Reiz- und Anpassungstyp** vorzuziehen, können noch mit etwas Petersilie oder Schnittlauch garniert werden. Der **Erschöpfungstyp** kann zu Bratkartoffeln greifen, in etwas Butter oder Kokosfett gebraten.

Joghurt-Möhren
(Zubereitungszeit circa 20 Minuten)

4 Möhren
4 Zehen Knoblauch
250 g Joghurt
30 ml Olivenöl
Salz

Möhren schälen und reiben.
Knoblauchzehen schälen, durchpressen und im heißen Olivenöl andünsten.
Möhren zugeben und salzen.
3 Minuten garen, dabei ab und zu umrühren.
Etwas abkühlen lassen und alles mit Joghurt vermischen.

Genießen Sie dieses einfache Gericht nach türkischem Rezept pur mit etwas Brot oder als Beilage zu Fleisch. Schnell zubereitet und absolut lecker!

> **TIPS**
>
> Dieses Gericht, das sich grundsätzlich für **alle Typen** eignet, enthält Fett und durch die Möhren Kohlenhydrate. Servieren Sie Ihrem Typ entsprechend entweder Fleisch (z.B. Minutensteaks oder Lammspießchen) und/oder ein wenig Sauerteigbrot dazu.

Möhrenpüree

(Zubereitungszeit circa 30 Minuten)

500 g Möhren
2 Knoblauchzehen
2 EL Zitronensaft
1 TL gemahlener Kreuzkümmel (Cumin)
Salz
1 TL Harissa
2 EL schwarze Oliven
2 EL Olivenöl

Möhren schälen und in 2 cm lange Stücke schneiden. Mit Wasser und Salz in einem Topf bei geschlossenem Deckel zum Kochen bringen und bei mittlerer Hitze in 15-20 Minuten weichgaren.
Währenddessen Knoblauch schälen und pressen, Oliven hacken.
Möhren abgießen, etwas abkühlen lassen und pürieren.
Knoblauch, Zitronensaft, Kreuzkümmel Harissa und Olivenöl dazumischen, mit Salz abschmecken.

Traditionell wird dieses Püree gerne mit Fladenbrot gegessen. Um es mit den Kohlenhydraten nicht zu übertreiben, greife ich eher zu ein bis zwei Scheiben kurz gebratenem Fleisch. Sauerteigbrot wäre ein Stilbruch, sind aber beim Anpassungs- und Erschöpfungstyp wichtig. Der Reiztyp darf hier aber gerne auch mal zum Fladenbrot greifen. Wenn ich noch eine exotischere Note brauche, gebe ich etwas Curry oder Garam Masala dazu.

Hinweise

Harissa ist eine ziemlich scharfe, tunesische Würzpaste. Sie bekommen diese inzwischen in Supermärkten, ansonsten im türkischen Lebensmittelgeschäft.

> **TIPS**
>
> **Anpassungstyp**: Fleisch und Brot zu gleichen Teilen, doppelt so viel Möhrenpüree.
>
> **Erschöpfungstyp**: Fleisch und Möhrenpüree zu gleichen Teilen, nur ein wenig Brot.
>
> **Reiztyp**: Servieren Sie dieses Gericht zu einem kleinen Stück magerem Fleisch und Fladenbrot (etwas weniger als Püree).

Rote Beete mit Joghurt

(Zubereitungszeit circa 20 Minuten)

350 g gegarte Rote Beete (eingeschweißt im Supermarkt erhältlich)
3 Knoblauchzehen
½ Bund Minze
200 g Joghurt
2 EL Zitronensaft
1 TL gemahlener Koriander
Salz, Pfeffer

Rote Beete in sehr kleine Würfel schneiden.
Knoblauch schälen und pressen.
Minze waschen und trockenschütteln, Blättchen abzupfen und feinhacken.
Alles mit dem Joghurt vermischen.
Mit Zitronensaft, Koriander, Salz und Pfeffer abschmecken.

Ich liebe dieses frische und leichte Gericht an warmen Sommerabenden. Am liebsten habe ich es mit etwas warmem Fladen- oder Pitabrot. Ziehen Sie beim Schneiden der Roten Beete bitte Einweghandschuhe an, sonst können Sie jegliche Verabredung für den Abend vergessen.

Hinweise

Wenn Sie lieber frische Rote Beete verwenden, gehen Sie wie folgt vor:

Schrubben Sie die Rote Beete unter fließendem Wasser ab. Geben Sie diese dann in einen Topf mit Wasser (das Gemüse sollte knapp davon bedeckt sein). Setzen Sie den Deckel auf den Topf, bringen das Wasser zum Kochen und lassen alles bei mittlerer Hitze etwa 50 Minuten köcheln. Wenn sich die Knollen mit einem Messer leicht einstechen lassen, sind sie fertig. Schütten Sie das Wasser ab, überbrausen das Gemüse mit kaltem Wasser und lassen Sie die Rote Beete abkühlen. Dann schälen und wie oben fortsetzen.

TIPS

Servieren Sie dieses Gericht als Beilage zu einem Steak mit etwas Kräuterbutter. Reichen Sie zusätzlich noch ein paar kleine gekochte Kartoffeln (vielleicht in der Kräuterbutter geschwenkt) oder Fladenbrot.

Anpassungstyp: Fleisch und Kartoffeln zu gleichen Teilen, das Doppelte an Rote Beete.

Erschöpfungstyp: Fleisch und Rote Beete in gleichen Anteilen, nur 2-3 Kartoffeln.

Reiztyp: Ein kleines Stück Hühnerbrust, doppelt so viel Rote Beete mit Joghurt, etwas weniger Kartoffeln als Rote Beete.

Bayrisch Kraut
(Zubereitungszeit 60 Minuten)

500 kg Weißkraut
2 Zwiebeln
1 rohe Kartoffel
30 g Schweineschmalz
Salz
2 EL Zucker
1 Lorbeerblatt
1 EL Kümmelsamen
1 EL Wacholderbeeren
½ EL schwarze Pfefferkörner
½ EL Piment
2 Nelken
250 ml Fleisch- oder Gemüsebrühe
1 Glas Weißwein

Aus dem Weißkrautkopf den Strunk herausschneiden und mit einem Hobel oder großen Messer in feine Streifen schneiden. Das Kraut mit Salz bestreuen und circa 10 Minuten durchziehen lassen.
Die Zwiebel schälen und in Streifen schneiden.
Pfeffer, Piment, Nelken, Wacholder, Kümmel und Lorbeer in eine Gewürzkugel oder ein Gewürzsäckchen füllen.
Schweineschmalz in einem Topf erhitzen. Zwei Handvoll Kraut mit den Zwiebeln in den Topf geben und kurz anbraten. Den

Zucker zugeben und bei starker Hitze rösten, bis der Zucker karamellisiert. Mit Wein und Brühe ablöschen.

Das restliche Kraut zufügen und alles gut vermischen. Die Gewürzkugel unter das Kraut geben, den Topf zudecken und alles bei schwacher Hitze 30 Minuten köcheln lassen.

Gegen Ende der Kochzeit die rohe Kartoffel schälen und fein reiben. Die Gewürzkugel entfernen und die Kartoffel unter das Kraut rühren.

Das Kraut je nach Gusto nochmals mit Weißwein abschmecken und alles gut durchrühren.

Eigentlich als Beilage zu einem Fleischgericht gedacht, paßt diese schmackhafte Krautvariation zu allen deftigen Speisen und ist auch mit ein wenig Brot oder Kartoffelpuffern absolut lecker. Die leichte Süße der karamellisierten Zwiebeln und das ausgeprägte Schmalzaroma passen wundervoll zueinander.

> **TIPS**
> Servieren Sie das Kraut mit Rippchen und Kartoffelbrei und passen Sie die Menge des Breis an Ihren Ernährungstyp an.
> **Anpassungstyp**: Rippchen und Kartoffelbrei im gleichen Anteil, das Doppelte an Kraut.
> **Erschöpfungstyp**: Rippchen und Kraut zu gleichen Teilen, nur einen Klecks Kartoffelbrei.
> **Reiztyp**: Ein kleines Rippchen, die doppelte Menge an Kraut und Brei (etwas mehr Kraut).

Frittierte Zucchini
(Zubereitungszeit 30 Minuten)

500 g Zucchini
2 Eiweiß
80 g Stärkemehl
1½ TL Salz
2 TL chinesisches Fünf-Gewürze-Pulver
Kokosfett zum Frittieren

Zucchini waschen und in circa 8 cm lange Stifte oder Scheiben schneiden.
Eiweiß in einem tiefen Teller mit einer Gabel leicht schaumig schlagen.
Mehl mit den Gewürzen vermischen und in einen zweiten tiefen Teller geben.
Die Zucchinistücke zuerst in das Eiweiß tauchen und dann in der Mehlmischung wälzen.
Kokosfett in einem vorgeheizten Wok oder einer schweren Bratpfanne erhitzen.
Zucchini portionsweise in etwa 5 Minuten von beiden Seiten goldbraun frittieren. Zucchini herausnehmen und auf Küchenpapier abtropfen lassen.

Servieren Sie die Zucchini als Beilage zu einem asiatischen Gericht oder als Snack mit einer Sauce Ihrer Wahl. Als Kohlenhydratreiche Beilage nehme ich Krupuk (Krabbenchips). Da das

Stärkemehl bereits Kohlenhydrate enthält, brauchen Sie nicht allzu viele Krabbenchips.

Hinweise

Oftmals wird bei asiatischen Gerichten statt Stärkemehl auch sogenanntes Tempuramehl genommen. Allerdings kann dieses auch Geschmacksverstärker enthalten. Fünf-Gewürze-Pulver ist eine chinesische, sehr aromatische Gewürzmischung. Meistens enthält es Sternanis, Szechuan-Pfeffer, Zimt, Fenchelsamen und Gewürznelken. Noch aromatischer wird die Mischung, wenn Sie sie selber frisch produzieren.

Stärkemehl ist auch unter dem Namen Mondamin oder Gustin im Handel zu finden.

> **TIPS**
>
> Wenn Sie ein **Erschöpfungstyp** sind, sollten Sie die Menge an Eiweiß erhöhen. Servieren Sie zusätzlich ein wenig Rührei oder asiatisch angehauchtes Geflügel. Dazu marinieren Sie ein wenig geschnetzeltes Fleisch in einer Mischung aus Sojasauce, einer Zehe Knoblauch und ein wenig frisch geriebenem Ingwer für 15 Minuten. Kurz gebraten, haben Sie mit den Zucchini eine leckere kleine Mahlzeit.
> **Anpassungstyp**: Fleisch/Rührei, die Hälfte an Krabbenchips, doppelt so viel Gemüse wie Fleisch.
> **Erschöpfungstyp**: Geschnetzeltes/Rührei und Zucchini zu gleichen Teilen, keine Krabbenchips.
> **Reiztyp**: Geschnetzeltes und Krabbenchips zu gleichen Teilen, das Doppelte an Zucchini.

Safran-Zimt-Zwiebeln

(Zubereitungszeit 1 Stunde plus 2 Stunden Kühlzeit)

250 g kleine runde Zwiebeln
½ unbehandelte Zitrone
100 ml Hühner- oder Gemüsebrühe
2 EL Olivenöl
1 EL Honig
Ein Tütchen Safranfäden
2 kleine Lorbeerblätter
½ TL Salz, ¼ TL schwarzer Pfeffer, ½ TL Zimtpulver, 1 Prise Cayennepfeffer, ½ TL Zucker

Zwiebeln in einer Schüssel mit kochendem Wasser übergießen. Nach 1 Minute abgießen und kalt abschrecken. Die Zwiebeln schälen, dabei den Wurzelansatz nicht abschneiden.
Safran im Zucker zerreiben, 2-3 EL warme Brühe zugeben und einige Minuten ziehen lassen.
Die Zitronen heiß abwaschen, abtrocknen und Schalen mit dem Zestenreißer oder einem Schäler in dünnen Streifen vorsichtig abziehen.
Die Zwiebeln in Olivenöl bei mittlerer Hitze in circa 10 Minuten von allen Seiten goldgelb anbraten. Honig zugeben und Hitze hochschalten. 3-4 Minuten unter ständigem Rühren braten.
Wenn der Honig eingedickt ist, mit Brühe ablöschen.
Alle Gewürze sowie Zitronenschalen zugeben. Alles zugedeckt unter gelegentlichem Rühren sanft köcheln lassen.

Safranmischung zugeben und alles 10-15 Minuten köcheln lassen, bis die Zwiebeln weich sind, gelegentlich umrühren.
Die Zwiebeln im Sud 1-2 Stunden erkalten lassen.

Eine verführerische Kombination, sowohl als Snack, wie auch als Beilage.

Wenn ich auf dem Markt oder bei meinem türkischen Gemüsehändler kleine Zwiebeln sehe, nehme ich mir immer gleich 1 oder 2 Kilo mit.

> **TIPS**
>
> Da das Gericht relativ geringe Mengen an Eiweiß, Fett und Kohlenhydraten enthält, läßt es sich für **alle Typen** als relativ neutrale Beilage einsetzen. Allerdings sollten Sie die zu Ihrem Ernährungstyp gehörenden Ratschläge aus dem ersten Buchteil bezüglich Honig (Zucker) und Südfrüchten (Zitrone) beherzigen, vor allem, wenn Sie zum **Erschopfungstyp** zählen.

Zucchinipuffer mit Dillschmand
(Zubereitungszeit 45 Minuten)

300 g Zucchini
2 Frühlingszwiebeln
Jeweils 1/3 Bund Petersilie, Minze und Dill
1 Zwiebel
2 Zehen Knoblauch
½ Tasse Weizenmehl
2 Eier
200 g Schmand oder saure Sahne
1 EL Zitronensaft
Salz, schwarzer Pfeffer
1 TL Paprika edelsüß
Eine Prise Cayennepfeffer
½ TL Kreuzkümmel (Cumin)
Kokosfett zum Braten

Die Zucchini putzen und mit einem Küchenhobel fein reiben. Mit Salz bestreuen und 10 Minuten ziehen lassen.
Die Kräuter waschen, trockenschütteln und feinhacken.
Den Knoblauch schälen und feinhacken.
Zucchini in ein Sieb geben, abtropfen lassen und gut ausdrücken.
Zucchini mit Petersilie, Minze, Eiern und den Gewürzen vermengen. Mehl unterheben und alles gut vermischen.
In einer großen Pfanne das Fett erhitzen. Den Teig portionsweise ins Fett geben (jeweils 1-2 Eßlöffel) und bei mittlerer Hitze goldbraun braten.

Die Puffer auf Küchenpapier abtropfen lassen.
Für die Sauce Schmand, Dill und Salz vermischen.

Die Zucchinipuffer sind ein absolut leckeres Gemüsegericht, aber auch eine schöne Beilage. Je nach Lust und Laune kommen bei mir die verschiedensten Gewürze zum Einsatz. Sie finden diese Zucchinipuffer oft unter dem Namen „Vegetarisches Döner" in Fladenbrot. Als Beilage würde daher auch geschnetzeltes Fleisch mit Döner- oder Gyros-Gewürzmischung passen.

Hinweise

Wer mag, kann auch geriebenen Käse, gehackte Frühlingszwiebeln oder Kartoffeln unter die Masse heben. Statt Minze können Sie auch Schnittlauch oder andere Kräuter verwenden. Wer den Dillschmand etwas säuerlicher mag, gibt 1-2 Eßlöffel Zitronensaft hinzu.

TIPS

Reiz- und Anpassungstyp sollten unter die Zucchinimasse noch geriebene, rohe Kartoffeln heben, um den Anteil an Kohlenhydraten zu erhöhen, oder Brot dazu essen.
Anpassungstyp: Fleisch und Brot im gleichen Anteil, das Doppelte an Zucchini.
Erschöpfungstyp: Fleisch und Zucchini zu gleichen Teilen, etwas geraspelte Kartoffeln unter der Zucchinimasse.
Reiztyp: Ein wenig Geschnetzeltes, doppelt so viel Zucchini und Brot (etwas mehr an Zucchini).

Chinesisches Frühstück

(Zubereitungszeit 25 Minuten)

2 große Möhren, geschält und in feine Streifen geschnitten
3 kleine Zucchini, geputzt und in feine Streifen geschnitten
1 Dose Champignons, in Scheiben geschnitten
1 EL Honig
200 ml Gemüsebrühe
100 ml Sojasauce, dunkle
1 EL Ketjap Manis
Salz, schwarzer Pfeffer
½ TL chinesisches Fünf-Gewürze-Pulver
etwas Tabasco oder Sambal Olek
2 EL Öl
1 EL geschälter Sesam, ohne Fett in einer Pfanne leicht angeröstet

Öl in Pfanne erhitzen. Möhren bei großer Hitze 2-3 Minuten scharf anbraten.
Zucchini und Pilze zugeben, beides kurz mitbraten, Hitze runterschalten.
Honig und Gewürze zugeben und verrühren. Sojasauce, Ketjap Manis und Brühe zugießen.
Deckel auflegen und alles bei mittlerer Hitze 4-5 Minuten garen.
Nach Belieben mit Tabasco oder Sambal Olek würzen.
Mit Sesam bestreuen und servieren.

Ich weiß nicht, ob in China so gefrühstückt wird. Dieses Rezept entstand durch Zufall, als ich morgens keinen Brotaufstrich hatte, jedoch noch ein paar Reste vom letzten Abendessen.

Hinweise

Wenn Sie kein Fünf-Gewürze-Pulver haben, können Sie es auch weglassen. Es gibt dem Gericht aber einen schönen, aromatischen Geschmack. Sie bekommen es inzwischen auch in der Feinkost/Asia-Abteilung der meisten Supermärkte bekommen. Ketjap-Manis ist eine dicke, süßliche Sojasauce aus Indonesien. Ich nehme sie immer gerne, wenn ich asiatischen Gerichten eine leicht süßliche Note geben will.

> **TIPS**
>
> Dem **Erschöpfungstyp** empfehle ich das Gericht zu einem einfachen Rührei. Für den **Reiztyp** und den **Anpassungstyp** würde ich empfehlen, für den Eiweißanteil ein wenig Krabben dazu zu nehmen. Für den Kohlenhydrat-Anteil können Sie entweder eine Handvoll Chinanudeln dazu servieren, oder Sie ergänzen die obigen Gemüse um ein Glas kleiner Maiskölbchen, die Sie in kleine Scheiben schneiden. Wenn Sie Krabben oder Maiskölbchen verwenden, geben Sie diese mit den Pilzen dazu.

Desajuno Mexicano
(Zubereitungszeit circa 40 Minuten)

4 Tortillas
150 g geriebener Käse (z.B. Emmentaler, Edamer oder Gouda)
1 Tomate, entkernt und gewürfelt
1 rote Paprika, geputzt und fein gewürfelt
4 Eier, verquirlt
¼ Bund Petersilie, gewaschen, trockengeschüttelt und feingehackt
1 TL weiche Butter
Eine halbe kleine Dose braune Bohnen, mit Wasser abgespült und abgetropft
Salz, schwarzer Pfeffer
1 TL Paprika edelsüß
Einige Tropfen Tabasco
Nach Belieben scharfe Salsa und Guacamole

Bohnen nach Vorschrift 20-30 Minuten weichkochen, abgießen und pürieren.
Eier mit Tomaten, Paprika, Petersilie und Gewürzen verrühren.
Butter in einer Pfanne verrühren und aus der Eimasse ein Rührei zubereiten.
Tortillas im Backofen heiß werden lassen.
Tortillas mit Käse bestreuen, mit Rührei füllen und mit Salsa und Guacamole genießen. Für die „Schärferen" unter Ihnen noch ein bis zwei Tropfen Tabasco darübergeben.

Ein herzhaftes mexikanisches Frühstück, das Sie Buttercroissants mit Marmelade und Milchkaffee vergessen läßt!

Hinweis

Am liebsten bereite ich das Bohnenpüree einen Tag vorher zu, um Zeit zu sparen. Auch die Guacamole können Sie schon vorher machen. Dann würde ich die Guacamole aber mit Schmand zubereiten, so verfärbt sie sich nicht so leicht über Nacht. Wichtig ist, daß Sie das Bohnenpüree und die Guacamole abdecken.

Im Normalfall bereite ich das Bohnenpüree aus frischen Bohnen zu. Doch wenn es mal schnell gehen soll, gehen zur Not auch Bohnen aus der Dose. Die Bohnenflüssigkeit sollten Sie abgießen, sonst kann es zu Blähungen kommen. Wenn Ihnen das Bohnenpüree zu dick ist, rühren Sie ein wenig Öl unter. Auch Salsa bereite ich mit genügend Zeit lieber selbst zu. Die Guacamole finden Sie im Rezeptteil, und statt der Salsa schmeckt auch der im Buch vorgestellte scharfe Tomatendip köstlich dazu.

> **TIPS**
>
> Für den **Reiztyp** ist dieses Frühstück nicht so sehr geeignet, da sowohl die Bohnen als auch Käse und Rührei Eiweiß enthalten.
>
> **Anpassungstyp**: Zusätzlich zu dem Essen ein wenig Gemüse wie zum Beispiel Tomaten oder Radieschen reichen.
>
> **Erschöpfungstyp**: Doppelt so viel Rührei wie Tortillas, nur einen Klecks Bohnenpüree. Frische Tomaten und Guacamole zu dem Essen reichen.

Guacamole mit Tacos
(Zubereitungszeit 20 Minuten)

2 reife Avocados
1-2 Zehen Knoblauch, geschält und durchgepreßt
1 mittelgroße Zwiebel, geschält und sehr fein gehackt
Saft von 1 Zitrone
1-2 Tomaten
1 Chilischote, fein gehackt
1-2 EL frischer Koriander, fein gehackt
2 hartgekochte Eier
1 EL Olivenöl
Salz, schwarzer Pfeffer
1 TL Paprika edelsüß

Eier schälen. Eigelb fein durch ein Sieb drücken, Eiweiß sehr fein schneiden.
Tomaten waschen, das Innere herauslöffeln und die Tomaten fein würfeln.
Avocados längs halbieren, den Stein entfernen, das Fruchtfleisch aus den Früchten schaben und in einer Schüssel zerdrücken.
Zwiebel, Knoblauch und Ei unterheben.
Zitronensaft, Chili, Tomatenwürfel, Öl und Gewürze einrühren.
Wenn die Guacamole zu dick ist, noch etwas Öl oder Zitronensaft zugeben.

Mexiko Olé !!!
Dieses Gericht hat für mich einen gewissen Suchtfaktor. Es ist schmackhaft, frisch und obendrein noch gesund. Was will man

mehr? Meistens habe ich die Eier schon einen Tag vorher gekocht, dann geht es noch schneller.

Hinweis

Frischen Koriander bekommen Sie selten in Supermärkten. Versuchen Sie es auf dem Markt oder noch besser in einem türkischen oder indischen Lebensmittelgeschäft. Die Guacamole läßt sich auf vielfältigste Art abwandeln. Wenn Sie keinen frischen Koriander mögen oder bekommen, nehmen Sie statt dessen glatte Petersilie. Wer es etwas delikater haben möchte, schneidet noch frische Kresse dazu. Statt Zitronensaft geht auch Limonensaft (mir am frühen Morgen zu sauer). Sie Eine weitere Variation erzielen Sie, wenn Sie Schmand oder Crème fraiche unterheben, evtl. auch Senf. Statt Chilis (ich nehme gerne Jalapenos) können Sie auch einige Tropfen Tabasco oder etwas Cayennepfeffer einsetzen. Wenn ich die Guacamole mit Tacos esse, erwärme ich diese vorher im Backofen, wodurch sich die Aromen der Guacamole noch besser entfalten.

> **TIPS**
>
> Avocados enthalten neben gesundem Fett (reich an ungesättigten Fettsäuren) knapp 10 Prozent Kohlenhydrate und wenig Eiweiß. Ein wenig Eiweiß kommt in der Guacamole durch die Eier ins Spiel. Sie sollten das Gericht je nach Ernährungstyp**anpassen**. Der **Erschöpfungstyp** macht sich ein wenig Rührei dazu, **Reiz- und Anpassungstyp**ersetzen die Tacos durch ein anderes Brot und nehmen die Guacamole als Aufstrich. Dann sollte die Guacamole etwas dicker sein (weniger Flüssigkeit oder ein zusätzliches hartes Ei).

Krabbencocktail mit Avocados
(Zubereitungszeit 10 Minuten)

2 Avocados
200 g Krabben oder Shrimps
1 Zitrone, in Achtel geschnitten
1 EL Dill, gewaschen, abgetropft und feingehackt
3 EL Salatmayonnaise, 50% Fett
1 EL Sahne
2 EL Ketchup
1-2 Tropfen Tabasco
1 EL Zitronensaft
½ TL Paprika edelsüß
½ TL Curry mild bis süß

Die Avocados längs halbieren, den Stein entfernen und mit Zitronensaft beträufeln.
Krabben abspülen und abtropfen lassen.
Die flüssigen Zutaten verrühren, Kräuter, Gewürze und Krabben unterheben.
Avocados mit den Zitronenachteln anrichten und mit Brot servieren.

Hinweise

Das Beträufeln der Avocados mit Zitronensaft ist wichtig, da Avocados an der Luft schnell unansehnlich braun werden.

TIPS

Dieser absolut leckere Cocktail ist ideal für den Erschöpfungstyp. Je nachdem, zu welchem Typ Sie gehören, erhöhen Sie einfach den Brotanteil.

Anpassungstyp: Krabben und Brot zu gleichen Teilen, mehr Avocados, noch einige Cocktailtomaten dazu servieren.

Erschöpfungstyp: Wenig Brot, Krabben und Avocados zu gleichen Teilen.

Reiztyp: Weniger Krabben, mehr Brot, einige Cocktailtomaten und kleingehackte Paprika dazu.

Rührei mit Kartoffeln und Krabben
(Zubereitungszeit 25 Minuten)

3 Kartoffeln geschält und in 2 cm große Würfel geschnitten
1 Zwiebel, geschält und fein gehackt
50 g Speck, durchwachsen, in kleine Würfel (ca. 0,5 cm) geschnitten
100 g Krabben, abgespült und abgetropft
2 Eier, verquirlt und gesalzen
1 EL Butterschmalz
Salz und Pfeffer
1 TL Paprika edelsüß
1 Prise Cayennepfeffer
Je ¼ Bund Schnittlauch und Petersilie, abgespült, trockengetupft und feingehackt

Butterschmalz in einer Pfanne erhitzen.
Kartoffeln in der Pfanne in 10-15 Minuten bei mittlerer Hitze garen, dabei gelegentlich umrühren.
Nach ungefähr 8 Minuten den Speck hinzugeben und nach weiteren 2 Minuten die Zwiebeln.
Krabbenfleisch und Gewürze zugeben, alles gut verrühren.
Die verquirlten Eier mit Schnittlauch unter die Masse rühren und bei mittlerer Hitze einige Minuten stocken lassen.
Mit Petersilie bestreuen und servieren.

Hinweise

Gelegentlich lasse ich mir dieses schmackhafte Frühstück mit türkischer Knoblauchwurst (Sucuk) statt mit Krabben schmecken. Dann sollte man aber alle Zahnarzttermine um einen Tag verlegen.

> **TIPS**
>
> **Erschöpfungstypen** verwenden etwas mehr Ei und/oder mehr Krabben.
> **Anpassungstyp**: Wie beschrieben
> **Reiztyp**: Nur wenig Krabbenrührei, mehr Kartoffeln hineinschneiden. Lassen Sie den Speck weg. Servieren Sie dazu Cocktailtomaten und kleingehackte Paprika.

Rührei mit Krabben

(Zubereitungszeit 15 Minuten)

4 Eier
1 Bund Dill, abgespült, trockengeschüttelt und feingehackt
200 g Nordseekrabben, abgespült und abgetropft
Salz, Pfeffer
1 TL Paprika edelsüß
1 Zitrone
Butter

Eier verquirlen und mit den Gewürzen verrühren.
Butter in einer Pfanne zerlassen.
Eimasse zugeben und bei geringer Hitze leicht stocken lassen.
Krabben und Kräuter zugeben.
Mit dem Kochlöffel die Eimasse vorsichtig zusammenschieben.
So lange mit dem Kochlöffel schieben, bis die Eimasse nicht mehr flüssig ist.
Mit Zitonenspalten und Brot servieren.

Hinweise

Sie können dieses Rührei nach Belieben abwandeln. Eine schöne Variante für den Frühling ist es, den Dill durch kleingehackten Bärlauch zu ersetzen. Wenn Sie das Rührei lockerer mögen, rühren Sie unter die Eimasse einen Schuß Mineralwasser. Ergänzen Sie dieses Gericht je nach Ernährungstyp um kleingehackte Tomaten und Paprika.

TIPS

Dieses Rezept ist ein gutes Frühstück für den Erschöpfungstyp. Die anderen Typen essen einfach mehr Brot dazu.

Anpassungstyp: Rührei und Brot zu gleichen Teilen, das Doppelte an Gemüse.

Erschöpfungstyp: Nur ein klein wenig Brot, jeweils das Doppelte an Rührei und Gemüse.

Reiztyp: Etwas weniger Rührei, mehr Gemüse und Brot.

Überbackenes Durcheinander
(Zubereitungszeit 40-45 Minuten)

3 Eier, hart gekocht, geschält und in Scheiben geteilt.
½ rote Paprikaschote, geputzt und fein gewürfelt.
1 EL Butter
100 g Krabbenfleisch, abgespült und abgetropft.
2 EL Sahne
½ TL scharfer Senf
Salz, schwarzer Pfeffer
2 TL Paprika edelsüß
1 Prise Cayennepfeffer
50 g geriebenen Käse
½ Bund Petersilie, gewaschen, trockengeschüttelt und kleingehackt.
300 g Blattspinat

Den Spinat nach Packungsanweisung zubereiten, über einem Sieb abtropfen lassen und etwas ausdrücken. Danach die Blätter mit den Fingern ein wenig auseinanderzupfen.
Eine feuerfeste Form mit Butter ausstreichen.
Eischeiben, Paprika, Krabben und Spinat in einer Schüssel vermischen und in die Form geben.
Sahne mit Senf und Gewürzen verrühren und über das Gemüse geben.
Mit Käse und Petersilie bestreuen, Butter in Flöckchen darauf verteilen und im vorgeheizten Ofen bei 225° C 10-15 Minuten überbacken.

Bunt, vielseitig und lecker. Ich mache gerne die doppelte Portion, spätestens am nächsten Tag ist der Rest unerklärlicherweise verschwunden.

Hinweise

Sie sind in den Gemüsezutaten äußerst flexibel. Statt Paprika können Sie auch Tomatenwürfel verwenden, und statt Spinat schmecken auch kleingehackter Brokkoli oder Blumenkohl. Die letzten beiden kochen Sie zuvor in Salzwasser bissfest, lassen das Gemüse abtropfen, abkühlen und hacken es nach Belieben kleiner. Tiefkühlspinat ist nicht schlechter als frischer, denn da der Spinat schnell gefrostet wird, bleiben mehr Vitamine erhalten. Wenn Sie frischen Spinat verwenden, blanchieren Sie ihn einfach kurz in kochendem Salzwasser, gießen das Wasser ab, schrecken den Spinat kurz mit kaltem Wasser ab und drücken dann das Wasser über einem Sieb aus.

> **TIPS**
>
> Dieses Gericht ist speziell für den **Erschöpfungstyp** konzipiert, der sich eher stärkearm ernähren soll. Die anderen Ernährungstypen sollten noch weiteres Gemüse dazu reichen sowie gekochte Kartoffelwürfel unterheben und/oder Brot dazu essen.
>
> **Anpassungstyp**: Reichen Sie zu dem Gericht (= 50 %) noch 25 % Kartoffeln und 25 % Gemüse.
>
> **Reiztyp**: Reichen Sie zu dem Gericht (= 33 %) noch 33 % Kartoffeln und 33 % Gemüse.

Hühnerleber Oriental

(Zubereitungszeit 30 Minuten)

500 g Hühnerleber
1 unbehandelte Zitrone
2 Knoblauchzehen, geschält und feingehackt
2 Dosen Pizzatomaten
½ bis 1 grüne oder rote Chilischote, gewaschen und in feine Ringe geschnitten
Je ½ Bund glatte Petersilie und Minze, gewaschen, trockengeschüttelt und feingehackt
2 TL Kreuzkümmel (Cumin)
1 TL Paprika edelsüß
¼ TL Cayennepfeffer
½ TL Zimtpulver
Salz, schwarzer Pfeffer
1 EL Honig
4 EL Olivenöl

Die Leber waschen, trockentupfen und gegebenenfalls putzen (Häutchen abschneiden).
Zitrone heiß abwaschen, trockenreiben und die Schale mit einem Zestenreißer in feinen Streifen abziehen, Zitrone auspressen.
Kräuter mit Knoblauch, Zitronensaft, Kreuzkümmel, Paprika und Cayennepfeffer vermischen, alles gut unter die Hühnerleber rühren und 5-10 Minuten ziehen lassen.
Öl in einer großen Pfanne erhitzen. Hühnerleber in die Pfanne

geben und 3 Minuten unter Rühren braten. Ist die Pfanne zu klein, braten Sie das Fleisch in zwei Durchläufen. Fleisch aus der Pfanne nehmen.

Chili kurz in der Pfanne braten, Tomaten zugeben und beides bei mittlerer Hitze 5 Minuten garen. Mit Salz, Pfeffer und Zimt abschmecken. Honig unterrühren.

Leber zugeben, alles vermischen, kurz heiß werden lassen und mit Zitronenschale bestreut servieren.

Eine extrem schmackhafte Kombination aus scharfen, sauren und süßen Aromen. Bestens dazu passen Brot oder Reis oder gekochter Weizen.

Hinweise

Wenn Sie das Gericht etwas weniger scharf wünschen, entfernen Sie aus der Chilischote vor dem Schneiden die Samen und die Fruchtwände im Inneren.

> **TIPS**
>
> Das Gericht enthält durch die Tomaten schon stärkearme Kohlenhydrate. Essen Sie dennoch vorneweg einen Salat.
>
> **Erschöpfungstyp**: Ein kleiner Salat dazu und nur wenig Reis zum Fleisch.
>
> **Anpassungstyp**: Fleisch und Reis zu gleichen Teilen, dazu ein kleiner Salat.
>
> **Reiztyp**: Nur ein wenig Leber, die doppelte Menge an Reis, dazu ein Salat.

Lamm-Tajine mit Zucchini, Auberginen und Paprika

(Zubereitungszeit 2 Stunden)

500 g mageres Lammfleisch in mundgerechten Stücken
1 kleine Aubergine, geputzt und gewürfelt (circa 1 cm groß)
1-2 kleine Zucchini, schräg in dicke Scheiben geschnitten
1 rote Paprika, geputzt und in dicke Streifen geschnitten
3 Tomaten, entkernt und gewürfelt
1 Zwiebel, grob gehackt
3 Knoblauchzehen, geschält und grob gehackt
1 Zitrone, geviertelt
Je ½ Bund Petersilie und Minze, gewaschen, trocken geschüttelt und grob gehackt
1 daumengroßes Stück Ingwer, geschält und sehr fein gehackt oder gerieben
Salz, schwarzer Pfeffer
1 TL Koriandersamen
1 TL Kreuzkümmelsamen (Cumin)
1 TL getrocknete Minze
1 TL Kreuzkümmel, gemahlen
3-4 EL Olivenöl

Olivenöl in der Form erhitzen. Knoblauch, Zwiebeln, Kreuzkümmel, Koriander, getrocknete Minze und Ingwer zugeben. Dünsten bis die Zwiebeln glasig sind.
Fleisch zugeben, mit Wasser auffüllen, bis das Fleisch gerade be-

deckt ist, aufkochen und bei geringer Hitze zugedeckt 1½ Stunden köcheln lassen.

Salz und Pfeffer, Zucchini, Auberginen, Paprika und Tomaten zugeben, alles durchmischen und weitere 15 Minuten zugedeckt köcheln lassen (eventuell noch etwas Wasser zugeben), bis die Zucchini gar, aber noch nicht ganz weich sind.

Die Hälfte der frischen Petersilie und Minze unterrühren, mit gemahlenem Kreuzkümmel, Salz und Pfeffer abschmecken. Den Rest der Kräuter über das Gericht streuen und mit Zitronenvierteln servieren.

Ein wundervoller Eintopf für den Sommer. Reichen Sie als Beilage gebutterten Couscous.

Hinweise

Nicht jeder mag Auberginen. Wenn es Ihnen ebenso geht, ersetzen Sie die Auberginen zum Beispiel durch angebratene Okraschoten.

TIPS

Das Gericht ist sehr gemüselastig, je nach Typ können Sie dennoch ein wenig Salat vorneweg essen.

Anpassungstyp: Fleisch und Couscous zu gleichen Teilen, ein kleiner Salat.

Erschöpfungstyp: Eine große Portion Fleisch mit Gemüse, nur wenig Couscous

Reiztyp: Nur wenig Fleisch, das Doppelte an Couscous, ein mittelgroßer Salat.

Okraschoten mit Tomaten
(Zubereitungszeit 30 Minuten)

350 g Okraschoten
2 Dosen Pizzatomaten
1-2 Zwiebeln, geschält und feingehackt
½ rote Chilischote, in feine Ringe geschnitten oder einen Teelöffel Pul Biber
3 Knoblauchzehen, geschält und fein gehackt
½ Bund Minze und ½ Bund Petersilie, gewaschen, trockengeschüttelt und feingehackt
3 EL Olivenöl
1 EL Zitronensaft
Salz, schwarzer Pfeffer
2 TL Paprika edelsüß
1 TL gemahlener Koriander
½ TL Zimt
1 TL Kurkuma

Okraschoten waschen (eingelegte Okraschoten mit Wasser abspülen).
Öl in einer abdeckbaren Pfanne oder einem großem Topf heiß werden lassen. Okraschoten 2-3 Minuten anbraten, Zwiebeln, Knoblauch und Chili zugeben und 1-2 Minuten mitbraten. Gewürze mischen und drüberstreuen. Noch kurz weiterbraten und dann die Tomaten unterrühren.

Hitze runterschalten, den Deckel aufsetzen und alles zusammen 15-20 Minuten köcheln lassen.
Kräuter untermischen, mit Salz und Zitronensaft abschmecken und servieren.

Hinweise

Frische Okraschoten bekommen Sie am ehesten in einem türkischen oder indischen Lebensmittelgeschäft. Okraschoten aus dem Glas oder aus der Dose eignen sich ebenfalls hervorragend, allerdings sollten diese gut abgespült werden. Eingelegte Okras sind meistens kleiner als frische. Angeschnittene Okraschoten sondern einen Schleim ab, der aber gut mitverwendet werden kann. Durch den Schleim wird das Gericht sämiger.

Wenn Ihnen das Gericht zu säuerlich ist, heben Sie einen Teelöffel Zucker und eventuell noch etwas Zimt unter.

Dieses einfache Gemüsegericht schmeckt solo mit Reis oder Brot wunderbar, paßt aber auch bestens zu Lamm- oder Rinderragout oder einem Lammkotelett.

> **TIPS**
>
> Anpassungstyp: Fleisch und Reis zu gleichen Teilen, das Doppelte an Gemüse. Erschöpfungstyp: Fleisch und Gemüse zu gleichen Teilen, nur eine Handvoll Reis.
> Reiztyp: Nur ein wenig Fleisch, das Doppelte an Gemüse und Reis.

Paprika-Pilz-Pfanne mit Mangold
(Zubereitungszeit 45 Minuten)

300 g Austernpilze
300 g Mangold
3 große Paprika (gelb oder rot), geputzt und fein gewürfelt
1 Zwiebel, geschält und fein gewürfelt
2 Zehen Knoblauch, geschält und durchgepreßt
½ Bund Petersilie, gewaschen, trockengeschüttelt und feingehackt
Salz, schwarzer Pfeffer
Paprika edelsüß
Cayennepfeffer
4 EL Olivenöl

Austernpilze putzen und in feine Streifen schneiden. Pilze in 2 Eßlöffeln Öl bei mittlerer Hitze etwa 10 Minuten braten. Knoblauch zu den Pilzen geben und kurz mitbraten. Die Pilze salzen und pfeffern und aus der Pfanne nehmen.
Den Mangold waschen und den Wurzelteil abschneiden. Die Mangoldstiele herausschneiden und in kleine Würfel schneiden.
Das restliche Öl in der Pfanne erhitzen. Zwiebeln und Mangoldstiele unter gelegentlichem Rühren 2 Minuten andünsten. Paprika zugeben und weitere 4 Minuten dünsten. Mit Salz, Pfeffer, Paprika und Cayennepfeffer würzen.
Den noch tropfnassen Mangold auf dem Gemüse verteilen und alles zugedeckt 5 Minuten dünsten. Den Mangold unter das Gemü-

se geben. Pilze untermengen und alles zusammen kurz erhitzen. Petersilie untermischen und servieren.

Ein absolut leckeres Gemüsegericht, welches Sie mit Reis (Kohlenhydrate) oder Fleisch (Eiweiß) ergänzen können. Statt Mangold können Sie auch Spinat oder Stielmus (leider im Süden der Republik kaum bekannt) nehmen.

> **TIPS**
>
> **Anpassungstyp**: Servieren Sie zu dem Gericht ein kleines Putenschnitzel und ein klein wenig Reis oder zwei kleine Kartoffeln.
> **Erschöpfungstyp**: Servieren Sie zu dem Gericht ein großes Stück Fleisch oder zwei kleine und ein wenig Reis oder zwei kleine Kartoffeln.
> **Reiztyp**: Servieren Sie zu dem Gericht ein kleines Putenschnitzel und Reis oder Kartoffeln in gleichen Anteilen wie die Pilzpfanne.

Tajine mit Pflaumen und Aprikosen
(Zubereitungszeit 2 Stunden)

500 g Lammfleisch oder Rindfleisch gewürfelt
12-15 Trockenpflaumen, eine Stunde in Wasser eingeweicht und dann abgetropft
8 getrocknete Aprikosen eine Stunde in Wasser eingeweicht und dann abgetropft
1 unbehandelte Orange
1 daumengroßes Stück frischer Ingwer, geschält und feingehackt
2 rote Zwiebeln, fein gehackt
3 Zehen Knoblauch, geschält und fein gehackt
2 EL frischer Koriander, abgewaschen, trockengeschüttelt und feingehackt
3 EL blanchierte Mandeln
2 Zimtstangen
1 Prise Safran
Salz, schwarzer Pfeffer
1 Prise Cayennepfeffer
2 TL Koriandersamen
2 EL ÖL
2 EL Honig

Öl in der Form erhitzen und die Mandeln unter gelegentlichem Rühren goldbraun rösten. Die Zwiebeln und den Knoblauch hinzufügen und 1-2 Minuten anbraten. Ingwer, Zimt, Koriandersamen und Safran untermischen. Fleischwürfel einrühren und 2 Minuten mitbraten.

Wasser hinzugießen, bis das ganze knapp bedeckt ist, und aufkochen lassen. Die Hitze reduzieren und die Mischung zugedeckt etwa eine Stunde köcheln lassen. Wenn das Fleisch weich ist, geben Sie die Früchte und die Orangenschale hinzu und lassen das Ganze nochmals circa 20 Minuten köcheln.

Rühren Sie den Honig unter und würzen Sie mit Salz, Pfeffer und Cayennepfeffer. Zugedeckt nochmals 10 Minuten garen, bis die Sauce etwas eingedickt ist.

Den frischen Koriander einrühren und heiß servieren.

Tajines sind nordafrikanische Eintopfgerichte. In Marokko benutzt man einen speziellen Tontopf (die sogenannte Tajine) dafür. In diesen Töpfen hält sich die Flüssigkeit, so daß der Inhalt schonend gegart wird. Ein Römertopf oder eine hohe Kasserolle mit dickem Boden sind zur Not ein guter Ersatz. Traditionell werden diese Gerichte mit Couscous gegessen.

Hinweise

Achten Sie nach der Zugabe der Früchte darauf, daß sich immer ausreichend Flüssigkeit im Topf befindet, sonst trocknet die Mischung aus.

Zu diesem aromatischen Gericht ißt man traditionell Brot, um die leckere Sauce aufzutunken. Ich nehme gerne einen würzigen Couscous (als Kontrast zu den süßen Aromen) und einen Salat dazu. Wer frischen Koriander nicht mag, kann ihn selbstverständlich auch weglassen. Ich finde jedoch, daß sich dessen scharfes Aroma sehr gut mit der Süße verträgt.

TIPS

Servieren Sie je nach Typ vor dem Gericht einen Salat oder reichen Sie zu dem Gericht eine Beilage aus Gemüse mit mittlerem Stärkegehalt (z.B. gedünstete Möhren, Okraschoten oder Zucchini).

Anpassungstyp: Fleisch und Couscous zu gleichen Teilen plus ein mittelgroßer Salat oder eine Gemüsebeilage.

Erschöpfungstyp: Eintopf und Beilage/Salat zu gleichen Teilen, nur ein wenig Couscous.

Reiztyp: Doppelt so viel Couscous wie Eintopf, ein großer Salat vorneweg oder dementsprechend viel Gemüsebeilage.

Auberginenpüree

(Zubereitungszeit 90 Minuten)

2 große Auberginen, gewaschen und längs geviertelt
2 Zwiebeln, geschält und fein gewürfelt
2 Knoblauchzehen, geschält und fein gewürfelt
2 cm frischer Ingwer, geschält und fein gewürfelt
1 grüne Chilischote in feine Ringe geschnitten
500 g Tomaten, gewaschen und fein gewürfelt
3 EL frischer Koriander, feingehackt
Salz
1 TL Kurkuma (Gelbwurz)
1½ TL gemahlener Koriander
1 TL gemahlener Kreuzkümmel
1 TL Curry
1 TL Senfkörner
60 g Kokosfett
2 EL Zitronensaft

Ofen auf 160° C vorheizen.
Die geviertelten Auberginen wieder zusammensetzen, locker in Alufolie einschlagen und im Ofen auf dem Rost 1 Stunde backen. Dann Auberginen herausnehmen und abkühlen lassen.
Das Auberginenmus aus der Schale schaben und das Fleisch sehr fein hacken. Tomaten mit Koriander, Kreuzkümmel und Kurkuma mischen.

Fett in einer Pfanne erhitzen, die Senfkörner für 30-60 Sekunden erhitzen, dann die Zwiebeln zugeben und goldgelb anbraten. Chilis, Ingwer und Knoblauch zugeben, 30 Sekunden braten, dann die Tomaten zugeben und 5 Minuten braten. Auberginenmus hinzufügen, salzen und alles 6-7 Minuten unter häufigem Rühren braten. Mit Garam Masala, Curry und Zitronensaft abschmecken. Koriander unterrühren und mit Brot oder als Beilage servieren.

Eine wundervoll würzige Beilage zu indischen Gerichten aus dem Bundesstaat Rajasthan.

Hinweis

Garam Masala ist eine aromatische Gewürzmischung, die Sie in asiatischen und indischen Lebensmittelgeschäften bekommen.

TIPS

Dieses indische Gericht ist mit etwas Brot eine wunderbare Vorspeise, kann jedoch auch als Beilage eingesetzt werden, wenn Sie stärkearme Kohlenhydrate benötigen.

Servieren Sie es **je nach Ernährungstyp** zu Fleisch oder Brot.

Kartoffel-Rettich-Gemüse
(Zubereitungszeit 60 Minuten)

1 weißer Rettich (ca. 450 g), geschält und in 1 cm große Würfel geschnitten
3 große festkochende Kartoffeln, geschält und in 1 cm große Würfel geschnitten
Salz
1 TL Kurkuma (Gelbwurz)
½ TL Paprika edelsüß
½ TL Garam Masala
½ TL Chilipulver
1½ TL Schwarzkümmel
60 g Kokosfett

In einer Pfanne oder Wok die Hälfte des Fetts erhitzen und die Kartoffeln unter Rühren in ungefähr 4 Minuten hellbraun braten, salzen und herausnehmen.

Das übrige Fett in der Pfanne erhitzen, den Schwarzkümmel 30 Sekunden rösten, Rettich dazugeben und bei mittlerer Hitze circa 4 Minuten braten, dabei gelegentlich umrühren.

Chili, Kurkuma und Paprika drüberstreuen. Kartoffeln wieder hinzugeben, salzen und zugedeckt 25 Minuten bei schwacher Hitze schmoren, gelegentlich umrühren. Hin und wieder ein klein wenig Wasser zugeben, damit nichts anbrennt.

Kurz vor Ende der Garzeit Garam Masala zugeben und mit Curry abschmecken.

Eine schöne indische Beilage aus Bengalen, gleichzeitig ein einfacher Lieferant für Kohlenhydrate. Je nachdem, zu welchem Ernährungstyp Sie gehören, erhöhen Sie entweder den Anteil an Kartoffeln (stärkereich) oder an Rettich (stärkearm). Zu dem Gericht paßt auch sehr gut ein wenig Joghurt.

Hinweise

Schwarzkümmel (in indischen oder asiatischen Geschäften erhältlich) wird auch unter dem Namen Kalonji oder schwarzer Zwiebelsamen (black onion seed) angeboten. Er erinnert ein wenig an Sesam mit einer leichten Kreuzkümmelnote.

> **TIPS**
>
> Das Gericht liefert recht ausgewogen stärkereiche und stärkearme Kohlenhydrate, es kann somit als Beilage **für jeden Typ** serviert werden. Generell kann es bei gestreßten Typen sinnvoll sein, zum Abendessen etwas mehr Kohlenhydrate zu essen. Daher ist es als im Mengenverhältnis 2:1 zu Fleisch, Fisch oder Ei als Beilage geeignet. Andere Typen verschieben das Verhältnis auf 3:1 (**Anpassungstyp**) beziehungsweise 4:1 (**Reiztyp**) für eine Hauptmahlzeit (der größere Anteil bezeichnet das Gericht, der kleinere die Eiweißbeilage).

Kräuter-Huhn

(Zubereitungszeit 1 Stunde plus 2 Stunden Marinierzeit)

600 g Hähnchenbrustfilet in 4 cm große Stücke geschnitten
1-2 Zwiebeln, geschält und fein gewürfelt
2 Knoblauchzehen, geschält und fein gewürfelt
½ Bund frischer Koriander, fein gehackt
Je 2 EL frische Minze und Dill, fein gehackt
60 g geschälte und gemahlene Mandeln
Salz, schwarzer Pfeffer
1 Prise Muskatblüte (Macis), gemahlen
Kurkuma
3 grüne Kardamomkapseln, mit einer Gabel angequetscht (nicht zerdrücken)
2 Gewürznelken
1 TL brauner Zucker (Rohrohrzucker)
1 Stück Zimtrinde
300 g Naturjoghurt
100 ml Sahne
1 EL Limettensaft
4 EL Ghee

Hähnchenfleisch mit Joghurt, Macis, Kurkuma und etwas Salz verrühren, im Kühlschrank zugedeckt 2 Stunden marinieren.
Mandeln mit 160 ml warmem Wasser übergießen und quellen lassen.
Ghee in einem Topf erhitzen, die Zwiebeln goldgelb anbraten.

Kardamom, Nelken, Zimt und Knoblauch zugeben, 1 Minute rösten.

Fleisch mit Joghurt zugeben, unter Rühren 4-6 Minuten weiterkochen lassen, Hitze reduzieren, Fleisch salzen und pfeffern und Zucker zugeben.

Mandelpaste zugeben und alles zugedeckt 25-30 Minuten köcheln lassen, gelegentlich umrühren.

Sahne unterrühren und weitere 10-15 Minuten köcheln lassen.

Mit Limettensaft abschmecken, Kräuter unterrühren und servieren.

Für dieses Gericht sollten Sie ein wenig Zeit mitbringen, doch es lohnt sich. Es schmeckt einfach göttlich, außerdem kann man ja nicht jedes Mal das Essen in 30 Minuten auf den Tisch bringen.

Hinweise

Möchten Sie dem Gericht eine fruchtige Note geben, geben Sie nach den Mandeln noch ein wenig gewürfelte Banane oder 5 Minuten vor Ende des Kochvorgangs ein paar Mandarinenstückchen hinzu.

Muskatblüte, auch Macis genannt, ist der Samenmantel des Muskatbaums. Sie ist milder als Muskatnuß und hat einen leicht bitteren Geschmack.

Ghee, also geklärte Butter, bekommt man im Reformhaus, in asiatischen oder in indischen Lebensmittelgeschäften. Wenn Sie Ghee selbst machen wollen, schneiden Sie 500 g Butter in Stücke und schmelzen Sie sie vorsichtig. Erhitzen Sie sie, bis sie schäumt (nicht braun werden lassen). Lassen Sie die Butter bei schwacher Hitze 30 Minuten köcheln, dann schöpfen Sie entweder den

Schaum ab oder gießen die Butter über ein Sieb oder Tuch in ein anderes Gefäß. Selbstgemachtes Ghee ist gekühlt sehr lange haltbar.

> **TIPS**
>
> Servieren sie das Gericht mit Reis und Brokkoli oder Blumenkohl. Je nachdem, zu welchem Ernährungstyp Sie gehören, nehmen Sie mehr Reis (stärkereich) oder mehr Brokkoli beziehungsweise Blumenkohl (stärkearm). Brokkoli eignet sich mehr für **Reiz- und Anpassungstyp**, Blumenkohl mehr für den **Erschöpfungstyp**, aber die Unterschiede sind vernachlässigbar, mehr nach persönlichem Gusto vorgehen!

Pilzpfanne mit Amarant

(Zubereitungszeit 30 Minuten)

100 g Amarant
300 g Champignons, geputzt und geviertelt
150 g Tomaten, von Stielansätzen befreit und in Spalten oder Würfel geschnitten
2 EL glatte Petersilie, feingehackt
2 EL Dill, feingehackt
200 bis 250 ml Gemüsebrühe
50 ml Weißwein
2 EL Zitronensaft
50 g saure Sahne
30 g Butter
Salz, Pfeffer

Amarant in einem Topf 2 Minuten trocken erwärmen. Mit Weißwein ablöschen und mit Brühe auffüllen. Unter gelegentlichem Rühren 10-15 Minuten garen. Topf vom Herd nehmen und zugedeckt quellen lassen.

Butter in einer Pfanne erhitzen. Pilze unter Rühren braten, bis sie angebräunt sind. Mit Salz, Pfeffer und Zitronensaft nach Belieben würzen.

Amarant zu den Pilzen geben, alles unter Rühren heiß werden lassen.

Tomaten und Petersilie zugeben. Alles nochmals heiß werden lassen und mit Dip servieren. Für den Dip vermischen Sie einfach die saure Sahne mit dem Dill.

> **TIPS**
>
> Dieses Gericht eignet sich **für alle Typen**. Möchten Sie etwas mehr Eiweiß hinzufügen (**Erschöpfungstyp**), so servieren Sie zu dem Gericht ein Rührei oder nehmen Sie statt des Dips mit saurer Sahne einen Kräuterrahm mit Mandeln.
>
> Für den Kräuterrahm kochen Sie 200 ml Schlagsahne mit 100 ml Gemüsebrühe mit einer durchgepreßten Knoblauchzehe sowie 25 g geriebenen Mandeln oder Haselnüssen und etwas Salz auf. Lassen sie alles unter ständigem Rühren etwa 10 Minuten einkochen. Rühren Sie dann nach Belieben Kräuter unter, zum Beispiel gehackten Schnittlauch oder gefrorene Kräuter der Provence.

Mediterrane Gemüsepfanne
(Zubereitungszeit 30 Minuten)

300 g kleine Zucchini, in dicke Scheiben geschnitten
1 kleine Aubergine (circa 300 g), in 2 cm dicke Würfel geschnitten
1 Zwiebeln, geschält und in Ringe geschnitten
1 Zehe Knoblauch, geschält und durchgepreßt
60g schwarze Oliven, halbiert
½ Bund Basilikum, geputzt und Blätter grob gehackt
½ Dose Pizzatomaten (ersatzweise 150 ml Tomatensaft)
100 ml Rotwein (ersatzweise Gemüsebrühe)
3 EL Olivenöl
Salz, Pfeffer, Paprika rosenscharf
100 g Schafskäse, zerbröckelt

Auberginen für 10 Minuten in gesalzenes Wasser einlegen, abtropfen lassen und trockentupfen.
Öl in einer großen Pfanne erhitzen. Zwiebeln und Auberginen 2-3 Minuten anbraten. Zucchini dazugeben und weitere 5 Minuten garen. Nach Belieben mit Salz, Pfeffer und Paprika würzen.
Gemüse mit Wein ablöschen, Tomaten zugeben und alles zusammen kurz aufkochen lassen.
Basilikum zugeben, abschmecken, mit Oliven und Schafskäse bestreuen und servieren.

Hinweise

Wer den Käse lieber etwas weicher mag, läßt die Pfanne noch für einige Minuten auf der ausgeschalteten Herdplatte stehen. Zu dem Gericht passen Reis oder ein wenig Baguette.

TIPS

Dieses Gericht eignet sich **für alle Typen**. Möchten Sie den Eiweißanteil für den **Erschöpfungstyp** erhöhen, können Sie Aioli dazu reichen. Ich serviere die Gemüsepfanne gerne mit Piperade, einem baskischen Gemüseomelett (siehe Rezept).

Piperade

(Zubereitungszeit 45 Minuten)

3 Paprika (2 rote und 1 grüne), geputzt und in Streifen geschnitten
1-2 Zwiebeln, geschält und gewürfelt
3 Knoblauchzehen, geschält und fein gewürfelt
1½ Dosen Pizzatomaten oder 400 g frische Tomaten
4 EL Olivenöl
6 Eier
Salz, Pfeffer
½ Bund glatte Petersilie, geputzt und feingehackt

Zwiebeln in Öl anbraten. Knoblauch und Paprika zugeben und einige Minuten mitdünsten.
Tomaten, Salz und Pfeffer unterrühren und circa 30 Minuten dünsten, bis die Tomatenflüssigkeit verdunstet ist.
Eier mit einem Schneebesen schlagen, in die Pfanne gießen und unter ständigem Rühren stocken lassen. Das Gericht sollte die Konsistenz eines Rühreis haben.
Mit gehackter Petersilie bestreuen und servieren.

Ein wundervolles Gericht, das ich gerne als eiweißlastige Ergänzung zu Kohlenhydraten nehme.

Hinweise

Die Nichtvegetarier unter Ihnen können einige Scheiben luftgetrockneten Schinken in Streifen schneiden, in etwas Kokosfett anbraten und über das Omelett geben.

Ein wenig getrockneter Basilikum oder einige Thymianblättchen passen ebenfalls hervorragend. Besonders fein und stilecht schmeckt das Gericht, wenn man es vor dem Servieren mit etwas Piment d'Espelette bestreut.

> **TIPS**
>
> Das Gericht eignet sich solo vor allem für den **Erschöpfungstyp**, mit nur 4 oder 5 Eiern auch für den **Anpassungstyp**, da es Eiweiß mit stärkearmen Kohlenhydraten kombiniert. Als **Reiztyp** nehmen Sie ein Drittel dieses Gerichts zu Nudeln, Reis oder Kartoffeln, als **Anpassungstyp** verwenden Sie zwei Drittel Piperade.

Paprika-Kraut-Gulasch

(Zubereitungszeit 30 bis 35 Minuten)

350 g Weißkohl, geputzt und in grobe Stücke geschnitten
2 Paprika (1 rote und 1 grüne Schote), geputzt und grob gewürfelt
1 Zwiebel, geschält und gewürfelt
2 Zehen Knoblauch, geschält und fein gewürfelt
½ Bund Petersilie, geputzt und feingehackt
1 Dose Pizzatomaten
80 g Tomatenmark
120 ml Gemüsebrühe
80 ml Weißwein
Salz, Pfeffer, Paprika rosenscharf, Cayennepfeffer
¾ EL ganzer Kümmel, einige Blättchen Thymian
2 EL Speisestärke

Öl in einem großen Topf erhitzen. Knoblauch kurz andünsten, Zwiebeln zugeben und unter Rühren glasig dünsten.
Gemüse und Kümmel in den Topf geben, 2-3 Minuten mitbraten und alles mit Brühe ablöschen.
Pizzatomaten und Tomatenmark unterrühren, zudecken und bei schwacher Hitze 20 Minuten köcheln lassen.
Speisestärke in Wein anrühren, unter das Gericht rühren und alles zusammen etwas andicken lassen.
Mit Salz, Pfeffer, Paprika, Cayennepfeffer und Thymian abschmecken und die Petersilie unterrühren.

Hinweise

Zu diesem Gericht passen Salzkartoffeln und grüner Salat.

Statt mit Wein können Sie die Stärke auch mit saurer Sahne verrühren. Dann würde ich allerdings in Schritt 2 etwas Wein mit der Brühe zugeben.

In gut sortierten Geschäften gibt es auch ungarische Gulaschpaste. Die paßt hier noch besser als Tomatenmark.

TIPS

Das Gericht eignet sich **für alle Typen**. Wenn Sie den Eiweißanteil erhöhen möchten (**Erschöpfungstyp**) und als **Vegetarier** das Gulasch nicht mit Fleisch zubereiten wollen, fragen Sie im Reformhaus nach Seitan (auch Weizenfleisch genannt). Dort gibt es zum Beispiel vegetarisches Gulasch aus Seitan, das ein hervorragender Eiweißlieferant ist.

Safran-Lamm

(Zubereitungszeit 60 Minuten)

500 g Lammfleisch ohne Knochen, gewaschen und trockengetupft
1-2 Zwiebeln, geschält und feingehackt
2 cm Ingwerwurzel, geschält und sehr fein gehackt
3 Zehen Knoblauch, geschält und durchgepreßt
Salz, schwarzer Pfeffer
1 TL Garam Masala
4 grüne Kardamomkapseln, angequetscht
4 Gewürznelken
2 Stück Zimtrinde
1 Lorbeerblatt
2 TL gemahlener Koriander
½ TL Chilipulver
½ TL Safranfäden, in etwas heißem Wasser eingeweicht
1 Prise Muskatblüte (Macis)
80 g Cashewkerne, fein gemahlen
1 EL Honig
80 ml Sahne
6 EL Ghee

Lammfleisch in 3 cm große Würfel schneiden.
Cashewkerne mit 120 ml heißem Wasser übergießen und quellen lassen.
Ingwer mit Knoblauch und zwei Eßlöffel Wasser verrühren oder noch besser pürieren.

Ghee in einem Topf erhitzen, Nelken, Kardamom, Zimt und Lorbeer darin eine halbe Minute bei starker Hitze rösten. Hitze runterschalten, Zwiebeln zugeben und hellbraun anbraten.

Ingwer-Knoblauch-Mischung zugeben und nochmals knapp 2 Minuten braten, bis die Flüssigkeit verdampft ist.

Fleisch, Koriander und Chili zugeben, kurz durchrühren, Joghurt zugeben, salzen.

Wieder zum Kochen bringen und zugedeckt 35-40 Minuten schwach köcheln lassen, dabei immer wieder umrühren und bei Bedarf etwas Wasser nachgießen.

Safran mit Wasser, Muskatblüte, Garam Masala, Nußpaste und Sahne unter das Fleisch rühren, mit Salz und Pfeffer abschmecken und nochmals 10 Minuten zugedeckt schwach köcheln lassen.

Mit ein wenig Honig abschmecken und servieren.

Hinweise

Die Ingwer-Knoblauchpaste bekommen Sie auch fertig in indischen Shops, dann aber leider mit Säuerungsmittel zur Konservierung.

Je nach Geschmack können Sie den Honig weglassen, doch liefert er einen schönen Kontrast zum Joghurt.

TIPS

Servieren Sie dieses Gericht mit Reis, indischem Brot und ein wenig gedämpftem Blumenkohl oder anderen stärkearmen Kohlenhydraten (je nach Ernährungstyp). Das Gericht ist insgesamt für den **Erschöpfungstyp** besser geeignet als für die beiden anderen Typen.

Weißkohlcurry
(Zubereitungszeit 50 Minuten)

350 g Weißkohl, geviertelt, vom Strunk befreit und in Streifen geschnitten
200 g festkochende Kartoffeln, geschält und in feine Würfel geschnitten
150 g Tomaten, gewürfelt
2 cm Ingwer, geschält und in dünne Scheiben geschnitten
Salz, schwarzer Pfeffer
2 Lorbeerblätter
3 TL Curry
1 Stück Zimtrinde
1 Prise Kardamomkapseln, angequetscht
200 ml Kokosmilch
3 EL Butter oder Ghee

Butter in einem Topf erhitzen, Curry, Zimt und Kardamom darin 1 Minute anschwitzen.
Weißkohl und Kartoffeln dazugeben, 3 Minuten unter ständigem Rühren braten, mit Salz, und Pfeffer würzen.
Lorbeer, Tomaten und Ingwer untermischen, Kokosmilch dazugeben und alles bei schwacher Hitze zugedeckt circa 25 Minuten garen.

Ein einfaches, indisch inspiriertes Rezept für Menschen ohne allzu exotische Gewürzregale.

Hinweise

Wenn Sie keine Zimtrinde oder keine Kardamomkapseln haben, geben sie bei Schritt 2 eine Prise gemahlenen Zimt und ein wenig gemahlenen Kardamom hinzu. Viel besser allerdings schmeckt das Gericht mit ganzen Kapseln.

TIPS

Passen Sie die Zusammensetzung Ihrem Ernährungstyp an. Die Kartoffeln sind stärkereich, Kohl und Tomaten sind stärkearm.

Essen Sie das Gericht zum Beispiel zu Lammkoteletts.

Reiztyp: Ungefähr gleich viel Kartoffeln und Weißkohl/Tomaten, ein kleines Stück Fleisch.

Anpassungstyp: Ein mittleres Stück Fleisch, circa doppelt so viel Kohl/Tomaten wie Kartoffeln.

Erschöpfungstyp: Ein großes Stück Fleisch und dreimal so viel Kohl/Tomaten wie Kartoffeln.

Anmerkung: das Gericht ist sehr scharf, wenn Sie Schärfe nicht so gut vertragen, nehmen Sie vor allen Dingen weniger Curry. Ein kleiner Hinweis: Zimt hilft, den Blutzuckerspiegel zu senken!

Apfel-Zwiebel-Quiches
(Zubereitungszeit 25 Minuten plus 25 Minuten Backzeit)

2-3 Zwiebeln in feinen Scheiben
1 säuerlicher Apfel (z.B. Granny Smith oder Boskoop), geschält und gerieben
1 Zehe Knoblauch, geschält und durchgepreßt
2 EL Curry süß
½ TL Paprika edelsüß
Eine Prise Cayennepfeffer
Salz, schwarzer Pfeffer
1-2 Eier, verquirlt
100 ml Milch
3 EL süße Sahne
3 EL geriebenen Käse
25 g Kokosfett
1 Packung Blätterteig

Blätterteig aus der Gefriertruhe nehmen und die Scheiben voneinander trennen (damit sie besser auftauen können).
Fett in einem Topf erhitzen. Zwiebeln anschwitzen und leicht bräunen. Apfel und Curry hinzugeben, unter Rühren 1 Minute weiterdünsten und dann abkühlen lassen.
Ein großes Brett oder eine große Fläche mit Mehl bestreuen. Eine Scheibe Blätterteig auf das Brett geben, nochmals mit etwas Mehl bestreuen und den Teig dünn ausrollen. Aus dem Teig mit einer

Tasse Kreise mit einem Durchmesser von 8-9 Zentimetern ausstechen.

Eine Muffinform mit etwas Öl ausstreichen. Backofen auf 180 °C vorheizen.

Die Zwiebelmasse mit Gewürzen, Käse, Milch, Sahne und den Eiern vermengen.

Die Teigkreise in den Förmchen verteilen und in jedes Förmchen 1-2 Eßlöffel der Zwiebelmasse geben.

Quiches in ungefähr 20-25 Minuten goldbraun backen, etwas abkühlen lassen und vorsichtig aus den Förmchen nehmen.

Diese Quiches sind kalt oder warm ein Hit auf jeder Party, je nach Vorlieben lassen sie sich auf unterschiedlichste Art und Weise füllen.

Hinweise

Natürlich kann man statt fertigen Blätterteig zu kaufen und auszurollen den Teig auch selbst herstellen machen. Ich gestehe jedoch, daß mir dazu manchmal Zeit und Lust fehlen. Wenn Sie fertigen Teig nehmen, kaufen Sie auf keinen Fall Hefeteig, dieser schmeckt nämlich unpassend süß. Selbstgemachter Hefeteig hat gegenüber Blätterteig den Vorteil, daß die Quiches fester sind und beim Herausnehmen nicht abblättern.

TIPS

Anpassungstyp: Servieren Sie zwei bis drei Quiches als Beilage zu einem kleinen Stück Putenschnitzel mit Currysauce.

Erschöpfungstyp: Gönnen Sie sich zwei Quiches als Beilage zu einem Putenschnitzel mit Currysauce

Reiztyp: Essen Sie drei bis vier Quiches und einen Salat vorneweg.

Für die Currysauce hacken Sie zwei kleine Zwiebeln, zwei Äpfel und zwei Knoblauchzehen fein, dünsten alles in 100 g Butterschmalz etwa 2 Minuten an. Überstäuben Sie mit Curry und Mehl und löschen danach mit etwa 50 ml Sojasauce und 200-250 ml Gemüsebrühe ab.

Kochen Sie alles 5 Minuten, geben noch etwas Sahne dazu und lassen die Sauce eindicken. Mit Salz, Pfeffer und Curry abschmecken.

Arabisches Bohnenpüree

(Zubereitungszeit 25 Minuten + 12 Stunden Einweichzeit + 3,5 Stunden Kochzeit)

200 g getrocknete Ackerbohnen (braune Bohnen)
1-2 Zwiebeln, geschält und fein gewürfelt
1 rote Zwiebel, geschält und fein gewürfelt
1-2 Knoblauchzehen, geschält und fein gehackt
2 Tomaten, gewaschen und fein gewürfelt
2 gelbe Spitzpaprika, gewaschen, geputzt und fein gewürfelt
½ Salatgurke
Je ¼ Bund glatte Petersilie und Minze, gewaschen, trocken geschüttelt und grob gehackt
Salz, Pfeffer
1 EL Kreuzkümmel (Cumin)
1 Prise Cayennepfeffer
2 Lorbeerblätter
1-2 unbehandelte Zitronen
6 EL Olivenöl

Bohnen in einer Schüssel mit Wasser bedecken und über Nacht quellen lassen. Am nächsten Tag die Bohnen abtropfen lassen und in einen Topf geben.
Gemüsezwiebel, Knoblauch und Lorbeerblätter zugeben und soviel Wasser zu den Bohnen schütten, daß es circa 1 cm über den Bohnen steht. Wasser zum Kochen bringen, Deckel draufsetzen

und bei kleiner Hitze die Bohnen 3-4 Stunden garen, bis sie sehr weich sind, dabei immer wieder umrühren und gegebenenfalls Wasser nachgießen.
Lorbeerblätter entfernen und Bohnen zerquetschen, sofern sie nicht schon zu Mus zerkocht sind.
Gurke waschen, schälen und längs halbieren. Die Kerne mit einem Löffel herausnehmen und die Gurke fein würfeln.
Gurke, Tomaten, Paprika, rote Zwiebeln, Kräuter und Kreuzkümmel getrennt in kleine Schälchen füllen. Zitronen achteln und mit dem Olivenöl servieren.
Am Tisch kann sich jeder den Bohnenbrei je nach Geschmack mit Gemüse und Kräutern bestreuen und mit Zitronensaft, Öl und Kreuzkümmel würzen.

In Ägypten gibt es dieses herzhafte Gericht schon zum Frühstück. Dort wird es mit Fladenbrot gegessen. Um die Menge an Kohlenhydraten eher in Grenzen zu halten, nehme ich Foul (auch Ful geschrieben), wie dieses Bohnenpüree auch heißt, als Beilage zu Fleisch. Ich gebe meistens sämtliche Zutaten (dann aber Zitronensaft statt Zitronenachtel) zusammen in eine Schüssel und lasse mir das Ganze vermischt schmecken.

TIPS

Je nach Typ würde ich zu diesem Gericht Fladenbrot und/oder Köfte (Fleischbällchen) mit Knoblauchjoghurt oder einem scharfen Dip reichen.

Anpassungstyp: Essen Sie zu dem Püree zwei Fleischbällchen und etwas mehr Gemüse.

> **Erschöpfungstyp**: Weniger Püree mit mehr Gemüse und vier Fleischbällchen.
>
> **Reiztyp**: Servieren Sie das Püree solo mit ein wenig warmem Fladenbrot

Schnelle Köfte

Verkneten Sie 500 g Hackfleisch (Lamm oder Rind) mit 50 g Schafskäse, einem Ei, ½ TL gemahlenem Koriander, ½ TL gemahlenem Kreuzkümmel, Salz, schwarzem Pfeffer, etwas Pul Biber (oder Cayennepfeffer) und 3 EL feingehackter, glatter Petersilie. Formen Sie aus der Masse Bällchen und braten diese in Kokosfett.

Chopsuey

(Zubereitungszeit 20 Minuten plus 30 Minuten Marinierzeit)

400 g Hähnchenbrust, in dünne Streifen geschnitten (Fett vorher entfernen)
250 g Bohnensprossen
¼ Stange Porree (Lauch)
1-2 Zwiebeln, geschält und geviertelt
2 Knoblauch, geschält und durchgepreßt
1 EL Stärkemehl, mit 3 EL Wasser glattgerührt
2 TL brauner Zucker (Rohrohrzucker)
1 TL Fünf-Gewürze-Mischung
300 ml Hühnerbrühe
4 EL Sojasauce
1 EL Ketjap Manis
30 g Kokosfett
3 TL Sesamöl

Sojasauce mit Zucker verrühren, bis sich der Zucker gelöst hat (eventuell Sojasauce leicht erwärmen). Sojasauce über das Fleisch geben, alles gut vermischen und 20-30 Minuten im Kühlschrank marinieren.
Fett in einer großen Pfanne oder Wok erhitzen, Fleisch 2-3 Minuten goldbraun braten.
Zwiebeln, Knoblauch und Fünf-Gewürze-Mischung hinzugeben und nochmals 2 Minuten mitbraten.

Bohnensprossen hinzufügen, nochmals 4-5 Minuten braten, dann das Sesamöl zugeben und alles vermischen.
Brühe in die Pfanne gießen, Stärkemehl-Wasser-Mischung zugeben und alles zum Kochen bringen.
Den Lauch längs in feine Streifen schneiden, über das Gericht streuen und servieren.

Das Gericht ist ein asiatischer Klassiker, den Sie auf Speisekarten in den verschiedensten Varianten finden.

Hinweise

Zu diesem Gericht passen alle Varianten an chinesisch inspirierten Gemüsebeilagen, außerdem auch Nudeln oder Reis. Wenn es mal schnell gehen soll, mariniere ich das Fleisch schon morgens, bereite auch schon Reis oder Nudeln zu. Abends koche ich das Essen wie oben beschrieben und brate die Nudeln oder den Reis in ein wenig Erdnußöl.

TIPS

Je nach Ernährungstyp variieren Sie die Menge an beigefügtem Reis/ Nudeln und Bohnensprossen.
Anpassungstyp: Fleisch und Reis/Nudeln zu gleichen Teilen, etwa doppelt so viel Sprossen wie Reis/Nudeln.
Erschöpfungstyp: Wenig Reis/Nudeln und doppelt so viel Fleisch/Sprossen. (2:2:1!)
Reiztyp: Wenig Fleisch und etwas mehr Bohnensprossen als Reis.

Fisch auf Gemüsebett
(Zubereitungszeit 40 Minuten)

2 weißfleischige Fischfilets
300 g Möhren, geschält und geraspelt
100 g Zuckerschoten, gewaschen und geputzt
½-1 Stange Porree, geputzt und in feine Ringe geschnitten
300 ml Fischfond
80 ml Weißwein
1 EL frischer Estragon
Salz, weißer Pfeffer
2 TL Senf
80 ml Sahne
50 g Butter

Den Fischfond im offenen Topf auf ungefähr 200 ml einkochen. Butter in einem breiten Topf erhitzen, Möhren und Porree 2 Minuten andünsten. Mit Weißwein ablöschen, Fond angießen. Das Gemüse zugedeckt bei mittlerer Hitze bissfest garen. Mit Salz und Pfeffer abschmecken.
Fischfilets mit Zitronensaft einreiben und mit Salz und Pfeffer würzen.
Zuckerschoten auf das Gemüse geben, Fisch auf die Schoten legen, mit Estragon bestreuen und den Fisch zugedeckt bei milder Hitze in 3-4 Minuten garen.
Fisch und Gemüse warm stellen, den Bratfond mit etwas Senf und Sahne verrühren, abschmecken und kurz einköcheln lassen.
Fisch auf Gemüse anrichten, mit Sauce übergießen.

Ich serviere dieses leichte Gericht gerne mit Reis, Kartoffeln passen aber auch wunderbar.

Hinweise

Ein Gericht, das zum Experimentieren einlädt. Sellerie als Gemüse bietet sich an. Wer mag, läßt Senf und Sahne weg.

> **TIPS**
>
> **Anpassungstyp**: Fisch und Reis zu gleichen Teilen, das Doppelte an Gemüse.
> **Erschöpfungstyp**: Fisch und Gemüse zu gleichen Teilen, nur eine Handvoll Reis.
> **Reiztyp**: Etwas mehr Gemüse als Reis, nur ein wenig Fisch.

Fischduft-Auberginen
(Zubereitungszeit 20 Minuten plus 30 Minuten für die Auberginen)

Lassen Sie sich von dem Namen des göttlich schmeckenden Gerichts bitte nicht täuschen. Es hat nichts mit faulem Fisch zu tun! In der Provinz Sezuan wird eine Zubereitungsart mit Chilis, Ingwer, Knoblauch und Frühlingszwiebeln so genannt.

150 g Schweine- oder anderes Fleisch, sehr fein gehackt
500 g Auberginen, in Scheiben und dann in Stifte (wie Pommes frites) geschnitten
2 Frühlingszwiebeln, in weiße und grüne Teile getrennt, jeweils sehr fein geschnitten
1 TL Ingwerwurzel, sehr fein gehackt
2 Knoblauchzehen, geschält und durchgepreßt
Salz
1 EL Sojasauce
2 TL Reiswein oder trockener Sherry
1 EL Reisessig
1 EL Chilisauce
Kokosfett zum Frittieren

Auberginen in ein Küchensieb legen, mit Salz bestreuen und 30 Minuten im Ausguß stehen lassen. Danach gut abspülen und mit Küchenpapier trockentupfen.

Kokosfett in einem Wok oder einer großen Pfanne sehr heiß werden lassen. Auberginenstifte in 3-4 Minuten braten, bis sie weich sind, auf Küchenpapier abtropfen lassen.

Fett bis auf 2 Eßlöffel abgießen, Knoblauch, Ingwer und die weißen Teile der Frühlingszwiebeln hineingeben, kurz rühren, dann das Fleisch untermengen.

Alles etwa 1 Minute braten, bis das Fleisch Farbe bekommt. Mit Sojasauce und Reiswein ablöschen, Chilisauce zugeben und gut durchrühren.

Auberginenstifte wieder in die Pfanne geben. Alles mit ½ TL Salz und dem Reisessig vermischen, 1 Minute unter ständigem Rühren braten.

Die grünen Teile der Frühlingszwiebeln untermischen, mit dem Sesamöl beträufeln und heiß servieren.

Hinweise

Sie können statt des fein gehackten Fleischs auch zum Beispiel Rinderhackfleisch verwenden.

Wenn Sie die Auberginenschale nicht mögen, schälen Sie die Auberginen vorher.

TIPS

Anpassungstyp: Erhöhen Sie die Fleischmenge (200 g) und nehmen weniger Nudeln/Reis.

Erschöpfungstyp: Verdoppeln Sie die Fleischmenge und nehmen Sie nur eine Handvoll Reis.

Reiztyp: Reichen Sie zu dem Gericht einfach Nudeln oder Reis.

Fischfilet mit Schafskäse
(Zubereitungszeit 50 Minuten)

2 Scheiben Lachsfilet, abgespült und trockengetupft
150 g Kirschtomaten, geputzt und geviertelt
2 Lauchzwiebeln, geputzt und in Ringe geschnitten
2 Zehen Knoblauch, geschält und fein gehackt
1 EL kleingehackte Oliven
100 g Schafskäse, grob zerbröselt
¼ Bund Thymian, gewaschen und trockengeschüttelt
1 EL Zitronensaft
2 EL Olivenöl
Salz, weißer Pfeffer

Ofen auf 200° C vorheizen. Tomaten, Lauch, Knoblauch, Oliven und Schafskäse miteinander vermischen. Fischfilets mit Zitronensaft einreiben, mit Salz und Pfeffer würzen.
Alufolie mit Olivenöl einpinseln. Filets einzeln auf die Folie legen, mit Gemüse-Käse-Mischung und Thymianzweigen bedecken. Folie einschlagen und zu einem Päckchen verpacken (Ränder gut verschließen). Im Ofen 30 Minuten garen.

Hinweise

Eine ungewöhnliche Kombination – Fisch mit Schafskäse, jedoch auf jeden Fall einen Versuch wert. Bei mir gibt es als Beilage italienisches Ciabattabrot mit Kräutern, doch auch Reis oder Kartoffeln schmecken sehr gut dazu. Wem der Schafskäse zu intensiv ist, mag es mal mit Mozzarella probieren. Wer jedoch herzhafte Aromen liebt, dem empfehle ich die Zugabe von Kapern. Mischen Sie zusätzlich ein wenig von der Kapernflüssigkeit mit 1 EL Zitronensaft und träufeln diese Mischung über den Fisch.

Servieren Sie zu diesem Gericht einen grünen Salat, eventuell mit ein wenig Tomaten.

> **TIPS**
>
> **Anpassungstyp**: Fisch und Brot zu gleichen Teilen, das Doppelte an Gemüse/Salat.
>
> **Erschöpfungstyp**: Fisch und Gemüse/Salat zu gleichen Teilen, nur eine kleine Scheibe Brot.
>
> **Reiztyp**: Nur wenig Fisch, etwas mehr Gemüse/Salat als Brot.

Fruchtiges Fisch-Curry
(Zubereitungszeit 25 min)

400 g gefrorenes Fischfilet (Seelachs oder Rotbarsch)
300 ml Kokosmilch (1 Dose)
2 Paprikaschoten, gelb und rot, geputzt und in dünne Streifen geschnitten
1 Dose Aprikose(n) (Abtropfgewicht 250 g), abgetropft und geviertelt
150 g Erbsen (TK)
1 Zwiebel, geschält und gewürfelt
½ - 1 EL Currypaste, rote
150 ml Brühe
Salz, Pfeffer
Curry
2 EL frisches Basilikum, gewaschen, trockengeschüttelt und feingehackt
1 EL Zitronensaft
80 ml Sahne
Eventuell etwas Speisestärke

Fischfilet auftauen lassen (wenn TK), in mundgerechte Stücke schneiden.
Zwiebeln in etwas Öl kurz anschwitzen, Currypaste zugeben, unter Rühren noch kurz weiterdünsten. Mit Kokosmilch und Brühe ablöschen und bei niedriger Hitze 5 Minuten köcheln lassen.

Paprika und Aprikosen zu dem Fisch geben, nach Belieben Sahne zugeben und alles zusammen unter gelegentlichem Rühren (vorsichtig, sonst zerfällt der Fisch) 10 Minuten garen.

Mit Salz, Pfeffer, Curry, Zitronensaft, und Saft von den Aprikosen abschmecken. Mit dem Basilikum bestreuen und das Gericht mit Reis servieren.

Eine delikate Kombination aus fruchtigen Aprikosen und scharfer Currypaste gibt diesem Gericht die ganz spezielle Note.

Hinweise

Bei der Currypaste gibt es verschiedene Geschmacksrichtungen, für dieses Gericht passen alle Varianten. Vorsicht aber bei der Dosierung. Meine Frau schnappt regelmäßig nach Luft, wenn ich es mal wieder zu gut mit der würzigen Paste meinte.

Aprikosen gehören zu den Obstsorten, die für alle Ernährungstypen geeignet sind. Lediglich der Erschöpfungstyp sollte es damit nicht übertreiben. Achten Sie bei den Aprikosen in der Dose darauf, daß Sie ungezuckerte nehmen.

Legen Sie den tiefgefrorenen Fisch schon einen Tag vorher in den Kühlschrank, wenn es schnell gehen soll. Dann ist er am nächsten Tag aufgetaut.

Wenn Sie haben, geben Sie mit der heißen Brühe noch etwas Fischsuppen- oder Krebssuppenpaste hinzu.

Möchten Sie das Curry sämiger haben, verrühren Sie 1 Eßlöffel Speisestärke mit 2 EL Brühe und geben dies mit der Brühe zum Gericht.

TIPS

Sie haben hier zwei stärkereiche Kohlenhydratlieferanten, nämlich Erbsen und Reis. Als **Erschöpfungstyp** sollten Sie darüber nachdenken, zumindest eins von beiden wegzulassen.
Anpassungstyp: Fisch und Reis zu gleichen Teilen, doppelt so viel Gemüse.
Erschöpfungstyp: Fisch und Gemüse zu gleichen Teilen, nur einen Klecks Reis und statt der Erbsen eventuell mehr Paprika nehmen.
Reiztyp: Nur ein wenig von dem Fisch, Gemüse und Reis ungefähr zu gleichen Teilen.

Ingwerfleisch mit Cashewkernen
(Zubereitungszeit 25 Minuten)

400 g Schweinefleisch, in feine Streifen geschnitten
2 cm frischer Ingwer, fein gerieben
2 Zehen Knoblauch, durchgepreßt
150 g Weißkohl, in feine Streifen geschnitten
100 g Cashewkerne
3 EL Sojasauce
1 EL Ketjap Manis
1-2 EL trockener Sake oder Weißwein
½ - 1 EL Fünf-Gewürze-Pulver
Salz, schwarzer Pfeffer
2 TL Zucker
4 EL Sonnenblumenöl
2 TL Sesamöl
Asiatische Eiernudeln oder Reisnudeln

Die Hälfte des Öls im Wok oder einer großen Pfanne erhitzen, Knoblauch und Ingwer zugeben und kurz andünsten. Dann das Schweinefleisch zugeben und alles zusammen 3-4 Minuten unter Rühren garen. Alles aus dem Wok nehmen und warm stellen.
Das restliche Öl in der Pfanne erhitzen, Kohl zugeben und in 2-3 Minuten weichdünsten, Cashewkerne zugeben und mit dem Kohl verrühren.
Fleisch, Knoblauch und Ingwer wieder zurück in die Pfanne geben, heiß werden lassen und mit Wein ablöschen. Sojasauce, Ket-

jap Manis, Fünf-Gewürze-Pulver und Zucker unterrühren. Alles nochmals 1 Minute unter Rühren braten, Sesamöl drüberträufeln und mit Salz und Pfeffer abschmecken. Sofort servieren.

Hinweis

Ein schnelles asiatisches Gericht. Ich serviere es gerne mit gebratenen Eiernudeln. Dazu gebe ich nach den Nüssen gekochte und abgetropfte Nudeln in die Pfanne, brate alles zusammen mit etwas zusätzlichem Öl an, lösche eventuell mit einem Eßlöffel Sojasauce ab und verfahre dann weiter wie in Schritt 3 beschrieben. Sie können die Nudeln schon am Vortag kochen. Lassen Sie sie dann nach dem Kochen abgetropft ein wenig abkühlen, vermischen sie mit ein wenig Öl (am besten mit den Händen) und stellen sie in den Kühlschrank.

TIPS

Anpassungstyp: Fleisch und Nudeln zu etwa gleichen Teilen, doppelt so viel Gemüse wie Nudeln.

Erschöpfungstyp: Fleisch und Gemüse zu gleichen Teilen, nur eine kleine Handvoll Nudeln.

Reiztyp: Wenig Fleischstreifen, Nudeln und Gemüse zu etwa gleichen Teilen.

Kreolischer Fischeintopf (Carri)

(Zubereitungszeit 30 Minuten)

400 g festfleischiger Fisch
1-2 Dosen Pizzatomaten
2 cm frischer Ingwer, geschält und sehr fein gewürfelt
3 rote Zwiebeln, geschält und gewürfelt
2 Zehen Knoblauch, geschält und sehr fein gewürfelt
1 TL Salz, schwarzer Pfeffer
2 EL Kurkuma
½ - 1 Bund Thymian, gewaschen und trockengeschüttelt, Blättchen abgezupft

Für den Dip:
2 Tomaten, vom Inneren befreit und sehr fein gehackt
1 rote Chilischote, geschält und sehr fein gewürfelt
1 kleine Zwiebel, geschält und sehr fein gewürfelt
1 Zehe Knoblauch, geschält und sehr fein gewürfelt
2 EL frische Petersilie, gewaschen, trockengeschüttelt und feingehackt
Salz, schwarzer Pfeffer
2 EL Olivenöl
Zitronensaft

Für den Dip Zutaten gut vermischen und mit Salz, Pfeffer und etwas Zitronensaft abschmecken.
Für das Gericht Zwiebeln in etwas Öl glasig dünsten, Ingwer und

Knoblauch unter Rühren 1-2 Minuten mitdünsten. Tomatenwürfel, Salz, Kurkuma und Thymian hinzufügen.

Alles zusammen (je nach gewünschter Konsistenz) 10-15 Minuten bei niedriger Flamme einköcheln lassen.

Fisch in mundgerechte Stücke schneiden, in die Sauce legen und zugedeckt 5 Minuten auf dem nicht zu heißen Herd stehen lassen. Dabei darauf achten, daß der Fisch nicht verkocht.

Fischeintopf mit Reis servieren und nach Belieben von dem Dip dazunehmen.

Dieses Gericht schmeckt nicht nur mit Fisch lecker, auch zu Scampis paßt es wunderbar. Probieren Sie die Mischung auch mal zu Putenfleischstückchen.

Hinweise

Der kreolische Dip, auch Rougail genannt, ist eine klassische Beigabe von der Insel Réunion zu Fleisch- und Fischgerichten. Je nach verwendeten Chilis ist er pikant bis höllisch scharf.

> **TIPS**
>
> Je nach Ernährungstyp variieren Sie die Menge an Reis, beziehungsweise Tomaten.
> **Anpassungstyp**: Gleiche Menge an Fisch und Reis, das Doppelte an Gemüse.
> **Erschöpfungstyp**: Fisch und Gemüse zu gleichen Teilen, nur eine Handvoll Reis.
> **Reiztyp**: Wenig Fisch, das Doppelte an Reis und Gemüse.

Lauch-Apfel-Gratin
(Zubereitungszeit 20 Minuten plus 35 Minuten Backzeit)

3 Stangen Lauch (Poree), geputzt, vom harten Grün befreit und in dünne Ringe geschnitten
1-2 säuerliche Äpfel, geschält und grob geraspelt
80 g Sonnenblumenkerne
300 ml Milch
3 EL Mehl
3 EL Öl
60 g Butter
Gekörnte Gemüsebrühe
Salz, schwarzer Pfeffer, weißer Pfeffer
Muskatnuß, frisch gerieben

Öl in einer großen Pfanne erhitzen, Lauch bei mittlerer Hitze ungefähr 8 Minuten andünsten, mit Salz und schwarzem Pfeffer würzen, Äpfel untermischen und vom Herd nehmen.
Butter in kleinem Topf schmelzen, Mehl zugeben und mit Holzlöffel gut verrühren. Nach einer Minute vom Herd nehmen. Nach und nach Milch klumpenfrei einrühren, Topf wieder auf den Herd stellen. Salz, weißen Pfeffer und Gemüsebrühe unterrühren, einige Minuten unter ständigem Rühren etwas eindicken lassen.
Sonnenblumenkerne ohne Fett anrösten.
Lauch-Apfel-Masse in eine gefettete Auflaufform geben, mit Sonnenblumenkernen bestreuen und mit Sauce übergießen.
Bei 200° C 35 Minuten backen.

Ein köstliches Gericht für **Vegetarier** und alle anderen, die auch mal auf Fleisch verzichten können.

Hinweise

Im Normalfall enthält gekörnte Brühe Geschmacksverstärker. Im Reformhaus bekommen Sie auch Brühen ohne Zusätze. Wenn Sie mögen, können Sie der Sauce auch etwas geriebenen Käse untermischen.

TIPS

Reiztypen empfehle ich das Gericht solo, die anderen reichen dazu Putenschnitzel mit Zitronensauce und Pellkartoffeln oder Reis. Wenn Sie Zitronen nicht vertragen, nehmen Sie eine Currysauce (siehe Rezept Apfel-Zwiebel-Quiches).
Anpassungstyp: Essen Sie ein kleines Putenschnitzel mit etwas Reis oder Kartoffeln.
Erschöpfungstyp: Essen Sie dazu ein großes Putenschnitzel.
Reiztyp: Genießen Sie das Gericht einfach pur, wie es der Koch kreiert hat. Geben Sie einfach etwas geriebenen Käse zu der Sauce, die über das Gratin kommt.

Pangasiusfilet aus dem Bratschlauch
(Zubereitungszeit 30 Minuten)

Das milde Fleisch des Pangasiuswelses ist wie geschaffen für dieses Gericht. Im Bratschlauch sanft gegart und mit Gemüse als Beilage ergibt dies ein herrlich frisches Essen.

2 Pangasiusfilets
250 g Cocktailtomaten
1 Stange Porree
Einige Zweige Thymian und Rosmarin, gewaschen und trockengeschüttelt
60 g Butter
1 Glas Weißwein
200 ml Fischfond oder Gemüsebrühe
Saft von einer Zitrone
2 EL Fischsuppen- oder Krebssuppenpaste
1 EL mittelscharfer Senf
Salz, schwarzer Pfeffer
Zucker
1 Becher Sahne

Ofen auf 180° C vorheizen. Fisch mit Zitronensaft einreiben und mit Salz und Pfeffer würzen.
Fisch in Bratschlauch geben, einige Kräuterzweige und Cocktailtomaten zugeben, Bratschlauch verschieben und den Fisch 15 Minuten im Ofen dünsten.

Butter in einem Topf schmelzen, Porree 2-3 Minuten dünsten, mit Weißwein ablöschen.

Fond oder Brühe unterrühren. Fischsuppenpaste, Senf, Salz, Pfeffer und Zucker zugeben und für einige Minuten köcheln lassen.

Je nach gewünschter Konsistenz Sahne zugeben und Sauce etwas eindicken lassen.

Fisch aus dem Ofen nehmen, Bratschlauch aufschneiden. Fisch mit Cocktailtomaten ohne Kräuterzweige anrichten.

Brühe aus dem Bratschlauch mit Sauce vermengen, eventuell nochmals abschmecken und mit dem Fisch servieren.

Hinweise

Der Pangasius ist eine Welsart, die in den Flüssen von Thailand, Vietnam, Laos und Kambodscha beheimatet ist. Sein Fleisch ist sehr mild und verträgt sich gut mit Gemüse und nicht allzu intensiven Saucen. Wenn Sie es mögen, können Sie in den Bratschlauch noch ein bis zwei gewürfelte Zucchini geben. Wenn Sie keine Fischsuppenpaste bekommen, bestäuben Sie den angedünsteten Porree mit Mehl und löschen nach einer Minute Rühren mit Fischfond ab.

> **TIPS**
>
> **Anpassungstyp**: Ein normales Stück Fisch und etwas weniger Reis oder Kartoffeln.
>
> **Erschöpfungstyp**: Ein großes Stück Fisch und nur wenig Reis oder Kartoffeln.
>
> **Reiztyp**: Ein kleines Fischfilet mit etwas mehr Reis oder Kartoffeln.

Pilzsteak mit Balsamico

(Zubereitungszeit 25 Minuten)

2 dicke Filetsteaks (jeweils 200 g)
400 g kleine Champignons (zur Hälfte weiß und braun), geputzt
½ - 1 EL frischer Estragon
Salz, schwarzer Pfeffer
2 TL brauner Zucker (Rohrohrzucker)
2 EL Balsamessig
40 ml Noilly Prat Vermouth
200 ml Fleischbrühe
100 ml süße Sahne
2 EL Olivenöl

Steaks mit Öl dünn bepinseln, mit Salz und Pfeffer würzen und in einer sehr heißen Pfanne bei hoher Temperatur von jeder Seite 3-4 Minuten (je nachdem, wie durch Sie das Fleisch haben wollen) braten. Fleisch auf einem vorgewärmten Teller abgedeckt beiseite stellen.

2 EL Olivenöl in die heiße Pfanne geben, Pilze unter Rühren 5 Minuten andünsten, dann aus der Pfanne nehmen.

Den Bratfond mit Noilly Prat und Balsamessig ablöschen, Zucker und Brühe zugeben, alles unter gelegentlichem Rühren 8-10 Minuten einkochen lassen. Dann die Estragonblätter, Sahne und Pilze unterrühren, salzen und pfeffern.

Steaks auf Teller verteilen, mit Sauce übergießen, mit Gemüse und eventuell Kartoffeln servieren.

Der eingekochte Balsamessig mit dem Vermouth steht in schönem Kontrast zur leichten Süße des Zuckers. Zu diesem Gericht passen wunderbar gedämpfte Zucchini, grüner Spargel oder ein anderes Gemüse, Bratkartoffeln und ein grüner Salat.

> **TIPS**
>
> **Anpassungstyp**: Ein grüner Salat vorneweg, zum Gericht ein Steak, Bratkartoffeln und Zucchini.
> **Erschöpfungstyp**: Ein Salat vorneweg, zum Gericht ein großes Steak, wenig Kartoffeln, außerdem Zucchini.
> **Reiztyp**: Ein kleines Hähnchenbrustfilet, dazu Zucchini und Bratkartoffeln.

Rindfleisch mit Honigsenf
(Zubereitungszeit 25 Minuten)

450 g Rumpsteak, in Streifen geschnitten
2 Knoblauchzehen, geschält und durchgepreßt
1-2 Zwiebeln, geschält und in Schnitze geschnitten
200 g grünes Gemüse (Zuckerschoten oder grüner Spargel)
50 g grober Senf
40 g Honig (circa 3-4 Eßlöffel)
150 ml süße Sahne
Kokosfett
Trockener Wermut (Noilly Prat) zum Ablöschen

Pfanne stark erhitzen. Fett, Knoblauch und Zwiebeln unter ständigem Rühren 1-2 Minuten anbraten.
Rindfleisch zugeben, unter Rühren 4 Minuten braten, bis es gebräunt ist.
Hitze runterschalten, Senf, Honig und Gemüse zugeben, mit Wermut ablöschen, Sahne zugeben, gut verrühren und nochmals braten, bis das Gemüse weich ist, aber noch Biß hat (2-3 Minuten).

Ein wenig Süße, ein bisserl Schärfe, ein feines „Gschmäckle" und alles in kürzester Zeit. Mit gedämpftem Reis ist das Gericht absolut delikat.

Hinweise

Wer die Sauce kräftiger mag, läßt die Sahne weg. Aber gerade in Verbindung mit dem trockenen Wermut kommt das Sahnige schön.

Noilly Prat ist ein trockener, sehr aromatischer Wermut. Seine Basis sind die Weißweine Clairette und Picpoul de Pinet.

> **TIPS**
>
> **Anpassungstyp**: Steak und Gemüse zu gleichen Teilen und eine Handvoll Reis.
> **Erschöpfungstyp**: Ein mittleres Steak, etwas weniger Reis als Gemüse.
> **Reiztyp**: Ein kleines Steak, Reis und Gemüse zu gleichen Teilen.

Rotbarschfilet auf Gemüsebett

(Zubereitungszeit 75 Minuten)

2 Scheiben Rotbarschfilet oder ein anderes Fischfilet
1 Zwiebel, geschält und in feine Ringe geschnitten
1 Zehe Knoblauch, geschält und in feine Scheiben geschnitten
3 mittelgroße Karotten, geschält und in kleine Würfel geschnitten
1 rote Paprikaschote, geputzt und in grobe Würfel geschnitten
400 g Kartoffeln, geschält und in große Würfel (2x2 cm) geschnitten
400 ml Gemüsebrühe
100 ml Weißwein
60 ml Olivenöl, kalt gepreßt
Salz und Pfeffer
Paprikapulver, rosenscharf
2 EL Zitronensaft
2 Zehen Knoblauch, geschält und durchgepreßt
3 EL Kräuter der Provence, getrocknet
Einige Blätter Salbei, gewaschen, trockengeschüttelt und feingehackt
3 Stiele Petersilie, gewaschen, trockengeschüttelt und feingehackt
3 Stiele Dill, gewaschen, trockengeschüttelt und feingehackt

Die Kartoffelwürfel in einem Topf mit Salzwasser sehr bissfest garen, danach über einem Sieb abtropfen lassen.
Den gepreßten Knoblauch, die Kräuter, die Gewürze, den Zitronensaft und das Öl gut miteinander verrühren. Brühe mit Wein vermischen.
Auflaufform einfetten und den Ofen auf 200° C vorheizen.

Kartoffeln und Paprika sowie die in Ringe geschnittenen Zwiebeln und den in Scheiben geschnittenen Knoblauch in einer Schüssel vermischen, nach Belieben würzen und dann in die Auflaufform geben.

2 Eßlöffel der Kräuter-Gewürz-Mischung über das Gemüse geben, danach die Brühe. Auflaufform für 20 Minuten in den Ofen schieben.

Fisch mit Kräuter-Gewürz-Mischung von beiden Seiten einpinseln und auf das Gemüse legen.

Form nochmals für 30 Minuten in den Ofen schieben, während dieser Zeit Fisch noch 2-3 Mal mit Kräuter-Gewürz-Mischung einpinseln.

Hinweise

Wenn Sie die Kartoffeln fester mögen, geben Sie sie ungekocht in die Auflaufform.

Wenn Sie die Kartoffelwürfel schon am Vortag kochen, ist das Gericht schneller zubereitet.

TIPS

Variieren Sie die Mengen auf dem Teller gemäß Ihrem Ernährungstyp.

Anpassungstyp: Ebenso viel Fisch wie Kartoffeln, doppelt so viel Paprika/Möhren.

Erschöpfungstyp: Ebenso viel Fisch wie Gemüse, nur wenig (circa ein Drittel des Fischanteils) Kartoffeln.

Reiztyp: Etwas mehr Gemüse als Kartoffeln, nur halb so viel Fisch wie Kartoffeln.

Rotes Linsengemüse

(Zubereitungszeit 75 Minuten plus 12 Stunden Einweichzeit)

300 g rote Linsen
2 Knoblauchzehen, geschält und grob gehackt
1 Zwiebel
1 Karotte
1 Stange Lauch
1 halbe Knolle Sellerie
3 EL Tomatenmark
1 Bund Schnittlauch, fein gehackt
1-2 Zweige Thymian
600 ml Gemüse- oder Fleischbrühe
40 ml Essig
2 EL Honig
Salz, schwarzer Pfeffer
1 Prise Cayennepfeffer
½ TL Paprika rosenscharf

Linsen mit fließendem Wasser waschen, gut abtropfen lassen und in eine Schüssel geben. Linsen mit Salzwasser übergießen und über Nacht einweichen lassen.

Sämtliche Gemüse bis auf den Knoblauch putzen/schälen und fein hacken.

Knoblauchzehen mit ein wenig Salz zerreiben (geht gut mit einer Gabel).

Olivenöl in einer Pfanne erhitzen und die Knoblauch-Salz-Mischung 1 Minute andünsten. Restliches Gemüse zugeben und nochmals 1-2 Minuten mitdünsten.

Tomatenmark unterrühren, mit Brühe aufgießen und zum Kochen bringen.

Abgetropfte Linsen zugeben und bei schwacher Hitze 30-40 Minuten köcheln lassen.

Essig unterrühren, Thymian dazugeben, mit Salz, Pfeffer, Paprika, Cayennepfeffer und Honig würzen und bei schwacher Hitze weitere 10-15 Minuten köcheln lassen .

Linsengemüse nochmals abschmecken, mit Schnittlauch bestreuen und servieren.

Eines meiner liebsten türkischen Rezepte, einfach und superschmackhaft. Der Honig gibt dem Gericht eine besondere Note. Wenn Sie es mit Fleisch mögen oder einfach dem Ernährungstyp entsprechend mehr Fleisch brauchen, servieren Sie Lammkoteletts mit ein wenig Kräuterbutter dazu.

TIPS

Anpassungstyp: Essen Sie vorneweg einen Salat und zum Gericht ein Lammkotelett mittlerer Größe.

Erschöpfungstyp: Essen Sie vorneweg einen Salat, nehmen Sie weniger Linsengemüse und dazu ein großes Lammkotelett..

Reiztyp: Lassen Sie das Gericht vegetarisch, nehmen Sie statt einer Karotte zwei und essen Sie einen großen Salat vorneweg.

Schnelles Hühnercurry
(Zubereitungszeit 25 Minuten)

4 Hühnerbrustfilets
1 Stange Zitronengras, zerdrückt
1 EL frischer Koriander, feingehackt
2 TL rote Currypaste
1-2 TL brauner Zucker
1 EL Fischsauce
1 Dose Kokosmilch (400 ml)
350 ml Hühnerbrühe

Currypaste in einer heißen beschichteten Pfanne ohne Fett 1 Minute anbraten.
Mit Kokosmilch und Brühe ablöschen, Zitronengras zugeben und alles gut verrühren. Etwa 1 Minute köcheln lassen, dann die Hitze reduzieren.
Fleisch zugeben und alles ungefähr 10 Minuten sanft köcheln lassen. Zitronengras entfernen, Fleisch aus der Pfanne nehmen und auf einem warmen Teller abgedeckt ruhen lassen.
Limettensaft, Fischsauce und Zucker in die Sauce rühren und unter sanftem Köcheln in 5 Minuten etwas eindicken lassen. Koriander unter die Sauce rühren.
Fleisch auf Gemüse anrichten, mit der Sauce übergießen und Duftreis dazu reichen.

Absolut frisch, ruckzuck auf dem Tisch und vor allem lecker. Servieren Sie das Gericht mit gedämpften Zuckerschoten oder Möhren und Reis oder gekochten und angebratenen Reisnudeln.

Hinweise

Currypaste bekommen Sie in den verschiedensten Varianten am besten in asiatischen Lebensmittelgeschäften. Ich hole mir immer gleich einen großen Becher, da die Paste auch sehr gut haltbar ist. Vorsicht ist geboten beim Dosieren. Einige der Currypasten sind für empfindliche Gaumen recht heftig. Wenn Sie kein Zitronengras bekommen, finden Sie inzwischen auch in hiesigen Supermärkten Zitronengraspaste im Glas. Frisches Zitronengras am besten nur ein wenig zerdrücken, damit sich die Aromen verteilen. Da das Gras recht hart ist und nicht jeder beim Essen Grasabschnitte pulen mag, würde ich es nicht in kleine Stücke schneiden.

Ich experimentiere immer gerne mit Aromen. Gelegentlich lösche ich die Currypaste auch mit Reiswein (Sake oder Mirin) ab, manchmal gebe ich zur Sauce zusätzlich etwas geriebenen Ingwer oder Ketjap Manis. Erlaubt ist, was gefällt.

> **TIPS**
>
> **Anpassungstyp**: Fleisch und Reis zu gleichen Teilen, knapp das Doppelte an Gemüse.
> **Erschöpfungstyp**: Ein großes Stück Fleisch, Gemüse zu gleichen Teilen und nur eine Handvoll Reis.
> **Reiztyp**: Ein kleines Stück Fleisch, etwas mehr Gemüse als Reis.

Spicy Tomatendip mit Pitabrot
(Zubereitungszeit 25 Minuten)

1 mittelgroße Zwiebel, geschält und fein gehackt
2-3 Knoblauchzehen, geschält und durchgepreßt
1-2 rote Chilis, fein gehackt
2 rote Paprika aus dem Glas, abgespült und fein gehackt
½ Bund Petersilie, gewaschen, trocken geschüttelt und fein gehackt
2 EL Zitronensaft
1 Dose Pizzatomaten
3 Scheiben Pitabrot
1 Becher saure Sahne

Backofen auf 180° C vorheizen.
Öl in einem Topf erhitzen, Zwiebeln und Knoblauch 1 Minute andünsten, Chilis zugeben und bei mittlerer Hitze 2 Minuten weiterdünsten, bis die Zwiebeln gar sind.
Tomaten, Paprika und Zitronensaft einrühren, zum Kochen bringen und bei niedriger Hitze alles zusammen 5 Minuten köcheln lassen.
Wenn die Sauce etwas eingedickt ist, Petersilie einrühren.
Pitabrot in Achtel schneiden und auf einem Backblech in ungefähr 10 Minuten backen, bis die Stücke knusprig sind.
Servieren Sie den Dip in einer kleinen Schüssel zusammen mit der sauren Sahne.

Dieser Tomatendip ist ein klasse Snack, aber auch eine herrliche Beilage zu gegrilltem Fleisch oder Gemüse. Bereiten Sie den Dip einen Tag vorher zu, dann haben Sie am nächsten Tag ruckzuck eine leckere Mahlzeit. Ich verteile immer ein wenig Tomatendip auf dem Pitabrot und gebe einen Klecks von der Sahne dazu. So ergibt das Gericht nicht nur eine schöne Kombination aus würzig und säuerlich, sondern auch aus knusprig und weich, sowie warm und kalt.

Hinweise

Die Paprika aus dem Glas sind ohne Haut. Wenn Sie sich diese selbst zubereiten wollen, grillen Sie die Paprika bis zum Schwarzwerden im Ofen und pellen dann die Haut ab. Verwenden Sie die Paprika bei diesem Gericht besser nicht mit Haut, sonst klebt es Ihnen beim Essen am Gaumen.

> **TIPS**
>
> Das Gericht eignet sich **für alle Typen**, besonders geeignet ist es für den **Reiztyp**. Servieren Sie je nachdem Fleisch und geröstetes Pitabrot dazu. Man kann dazu auch einen Joghurtdip nehmen.

Spinatklößchen
(Zubereitungszeit 35 Minuten)

350-400 g Spinat, geputzt
7 frische Salbeiblätter
180 g Brötchen oder Weißbrot vom Vortag
70 ml warme Milch
40 g Butter
1 Ei
60 g Mehl
Salz, schwarzer Pfeffer
1 TL Paprika rosenscharf
1 Prise Cayennepfeffer
1 Prise Muskatnuß, frisch gerieben

Weißbrot klein würfeln, mit der Milch übergießen und durchmischen.
Den Spinat kurz in kochendem Salzwasser blanchieren, über einem Sieb gut ausdrücken und fein hacken, dann zum eingeweichten Brot geben und alles gut verkneten.
Ei, Mehl und Gewürze unterkneten.
Mit Hilfe eines Eßlöffels Klöße oder Nockerln abstechen und in kochendem Salzwasser bei mittlerer Hitze 5-7 Minuten garen.
Wenn die Klöße an der Oberfläche schwimmen, herausnehmen und abtropfen lassen.
In einer Pfanne die Butter zerlassen, die Salbeiblättchen darin schwenken, die Klöße hinzufügen und kurz mitbraten.

Etwas Tomatendip oder Tomatensauce, ein grüner Salat dazu, und fertig ist das perfekte Gericht. Ansonsten paßt dazu wunderbar ein Fischfilet. Ich esse die Klöße am liebsten mit einer Tomatensauce und etwas Parmesan bestreut.

Hinweise

Wenn die Kloßmasse zu flüssig ist, geben Sie einfach noch etwas Paniermehl dazu.
Statt frischen Spinat können Sie sehr gut Tiefkühlspinat nehmen, der Vitamingehalt ist dann sogar höher.

> **TIPS**
>
> **Anpassungstyp**: Servieren Sie ein kleines Minutensteak dazu.
>
> **Erschöpfungstyp**: Essen Sie die Klößchen mit einem großen Steak oder einem Fischfilet.
>
> **Reiztyp**: Nehmen Sie die Klößchen als **vegetarische Mahlzeit**.

Tabbouleh

(Zubereitungszeit 20 Minuten + mindestens 15 Minuten zum Durchziehen)

125 g mittelfein geschroteter Bulgur
250 ml Wasser
Je ½ Bund Petersilie und Minze, gewaschen, trockengeschüttelt und feingehackt
2 Frühlingszwiebeln, fein gehackt
2 Dosen Pizzatomaten
2 EL Zitronensaft
3 EL Granatapfelsirup
1 EL Olivenöl
Salz, Pfeffer, Cayennepfeffer
1 EL Paprika edelsüß
1 TL Kreuzkümmel (Cumin)
1 Prise Zimt
½ Tütchen Safran

Bulgur in einer Schüssel mit Wasser übergießen und 10 Minuten einweichen lassen. Über einem Sieb überschüssiges Wasser abdrücken (z.B. mit einem Löffelrücken).
Bulgur in einer großen Schüssel mit den restlichen Zutaten vermischen, mindestens 15 Minuten ziehen lassen und nochmals abschmecken.

Hinweise

Tabbouleh (türkisch „Kisir") ist ein herrlicher Sommersalat, der bei jeder Party Riesenanklang findet. Er läßt sich beliebig abwandeln, zum Beispiel durch die Zugabe einer gewürfelten Salatgurke. Granatapfelsirup gibt dem Salat eine leckere süßsaure Note und ist in türkischen Lebensmittelgeschäften erhältlich, wo Sie auch den Bulgur erhalten. Bulgur (nicht mit Couscous zu verwechseln) ist vorgekochter und geschroteter Hartweizen.

> **TIPS**
>
> Servieren Sie **für alle Typen** nach dem Salat Lammkoteletts mit Kräuterbutter.
>
> **Anpassungstyp**: Wie beim Reiztyp, nur mit einem etwas größeren Stück Fleisch.
>
> **Erschöpfungstyp**: Schneiden Sie unter Ihren Bulgursalat noch eine halbe Salatgurke und servieren Sie den Salat vor einem größeren Stück Fleisch.
>
> **Reiztyp**: Nehmen Sie ein kleines Putensteak mit Kräuterbutter nach dem Salat.

Tomaten-Zucchini-Tarte
(Zubereitungszeit 20 Minuten plus 2 Minuten Backzeit)

Eine schnelle und leckere Pizzavariante. Beim Belag ist erlaubt, was gefällt.

2 kleine Platten fertiger Pizzateig (jeweils circa 100 g)
250 g Kirschtomaten, halbiert
2 kleine Zucchini, in dünne Scheiben geschnitten
200 g Ricotta
30 g frischer Parmesan oder Grana Padano, gerieben
Salz, schwarzer Pfeffer
Olivenöl
3 EL frischer Basilikum, gehackt

Ofen auf 180° C vorheizen. Teigplatten auf ein mit Backpapier belegtes Blech geben.
Ricotta mit Basilikum und Parmesan verrühren und auf die Teigplatten streichen. Zucchinischeiben und Kirschtomaten mit der Schnittfläche nach oben auf dem Teig verteilen.
Mit etwas Oregano, Salz und Pfeffer bestreuen und etwas Olivenöl beträufeln.
In ungefähr 20 Minuten goldbraun backen.

Hinweise

Ricotta (italienisch „nochmals gekocht") ist ein Frischkäse aus Kuh- oder Schafsmilch, der unter Zugabe von Frischmilch und Säure (meistens Zitronensäure) und der daraus resultierenden Ausfällung bei 90° C gewonnen wird. Statt Zucchini können Sie auch andere Gemüsesorten wie Auberginen oder Spargel nehmen.

TIPS

Anpassungstyp: Streuen Sie etwas mehr Parmesan in den Ricotta und essen Sie vor der Pizza einen kleinen grünen Salat.
Erschöpfungstyp: Belegen Sie die Pizza zusätzlich noch mit etwas Thunfisch und essen Sie vorneweg einen grünen Salat.
Reiztyp: Servieren Sie die Pizza (gönnen Sie sich ein etwas größeres Stück) wie im Rezept angegeben.

Tomatiges Hühnchen mit Kräutern
(Zubereitungszeit 25 Minuten)

3 Hühnerbrustfilets
1 Zwiebel, geschält und in Ringe geteilt
2 Knoblauchzehen, geschält und in Scheiben geschnitten
2 EL frischer Basilikum, fein gehackt
1 Dose passierte Tomaten (ungefähr 500 g)
100 g schwarze Oliven, grob gehackt
30 g Kokosfett
60 ml trockener Weißwein
Parmesan zum Bestreuen
Evtl. 2 EL Trüffel

Öl in einer großen Pfanne stark erhitzen. Zwiebel und Knoblauch zugeben und unter ständigem Rühren knapp zwei Minuten andünsten. Das Hühnerfleisch von jeder Seite 2-3 Minuten braten. Mit Weißwein ablöschen, Tomaten zugeben. Bei mittlerer Hitze köcheln lassen, bis das Fleisch gar ist (ungefähr 8 Minuten). Basilikum und Oliven unterrühren und vom Herd nehmen. Hühnerbrust auf dem Gemüse anrichten, mit Sauce übergießen und mit Parmesan bestreuen.

Ein wundervolles Sommergericht, mit frischem Gemüse und um ein paar kleine Kartöffelchen ergänzt ein Gaumenschmaus. Bei uns kommt das Gericht mit gedünsteten Zucchini, grünem Spargel oder Stangenbohnen und kleinen Kartoffeln auf den Tisch.

Hinweis

Eine kleine Geschmacksexplosion bekommen Sie, wenn sie in einer Pfanne 25 g Butter schmelzen, mit 2 Eßlöffeln Trüffel heiß werden lassen und darin dann die kleinen Kartoffeln schwenken. Wenn es abends schnell gehen soll, bereite ich die Kartoffeln schon morgens oder am Abend zuvor zu und brate sie vor dem Essen nur kurz in der Trüffel-Butter an.

> **TIPS**
>
> **Anpassungstyp**: Ein mittleres Stück Fleisch, ebenso viel Kartoffeln und das Doppelte an Gemüse.
> **Erschöpfungstyp**: Ein großes Stück Fleisch mit dem gleichen Teil Gemüse und nur 2-3 Kartöffelchen.
> **Reiztyp**: Ein kleines Stück Fleisch, Kartoffeln und restliches Gemüse etwa zu gleichen Teilen

Warmer Gemüsesalat

(Zubereitungszeit 60 Minuten)

400 g Auberginen, gewaschen und der Länge nach halbiert
1 rote und eine grüne Paprikaschote, geputzt und der Länge nach halbiert
2 Zwiebeln, geschält und fein gehackt
4 Knoblauchzehen, geschält und fein gehackt
1 Bund Petersilie, einige Zweige Minze, jeweils gewaschen und fein gehackt
4 EL Olivenöl
6 EL Zitronensaft
1 EL Paprika edelsüß
Eine Prise Cayennepfeffer oder Pul Biber
1 TL gemahlener Kreuzkümmel (Cumin)
Salz, Pfeffer
1 TL Sumach

Backofen mit Backpapier auslegen, auf 250 Grad (Umluft 220 Grad) vorheizen. Auberginen und Paprika mit der Schnitthälfte nach unten auf das Blech legen. Etwa 20 Minuten backen, bis die Paprikahaut schwarz wird und Blasen wirft.
Olivenöl in einer Pfanne erhitzen, Zwiebeln und Knoblauch 4-5 Minuten bei mittlerer Hitze andünsten. Paprika und Cayennepfeffer/Pul Biber unterrühren.
Gemüse aus dem Ofen nehmen und etwas abkühlen lassen. Papri-

kahaut abziehen, Auberginenfleisch aus der Schale löffeln. Beide Gemüse fein hacken.

Paprika- und Auberginenwürfel mit der Hälfte der Petersilie in der Pfanne zu den Zwiebeln geben, alles vermischen und heiß werden lassen. Zitronensaft sowie Gewürze zugeben, alles gut vermischen.

Restliche Petersilie und Minze drüberstreuen und den Salat warm servieren.

Ein Salat, in den ich mich reinsetzen könnte! Ich liebe diese Kombination aus süß, sauer und leichter Schärfe.

Hinweise

Wem die Zeit fehlt, der kann auch eingelegte Paprika aus dem Glas nehmen. Dadurch spart man sich das lästige Häuten des Gemüses. Allerdings enthalten diese Paprika zumeist auch Säuerungsmittel. Ich kühle die Paprika ab, indem ich ein feuchtes Handtuch darauf lege.

TIPS

Servieren Sie den Salat mit Knoblauchjoghurt, Fladenbrot und eventuell einem Lammfilet aus der Pfanne.

Anpassungstyp: Ein kleines Lammfilet, Knoblauchjoghurt und Fladenbrot.

Erschöpfungstyp: Ein großes Lammfilet, Knoblauchjoghurt und etwas Fladenbrot.

Reiztyp: Essen Sie den Salat mit ein wenig Knoblauchjoghurt und Fladenbrot.

Spinatsalat
(Zubereitungszeit 30-35 Minuten)

500 g Spinat
4 Frühlingszwiebeln, geputzt und in Ringe geschnitten
3 Knoblauchzehen, geschält und feingehackt
½ rote Chilischote, feingehackt oder etwas Pul Biber
40 g Pinienkerne
40 g Rosinen
4 EL Olivenöl
1 EL Zitronensaft
Salz, Pfeffer, ½ TL Koriander gemahlen

Den Spinat in kaltem Wasser gründlich waschen und abtropfen lassen. Die Blätter mitsamt den Stielen abtrennen. Einen großen Topf zur Hälfte mit Wasser füllen, salzen und zum Kochen bringen. Spinat zugeben und 1 bis 2 Minuten kochen lassen. Wasser abgießen, Spinat mit kaltem Wasser abschrecken und abtropfen lassen. Blätter auseinanderzupfen.
Olivenöl in einer Pfanne erhitzen, Pinienkerne zugeben und goldgelb anrösten.
Zwiebeln, Knoblauch, Rosinen und Chili zugeben und kurz mitbraten. Spinat untermischen, mit Gewürzen und Zitronensaft abschmecken.
Alles zusammen heiß werden lassen und servieren.

Spinat in Verbindung mit gebratenen Pinienkernen und Rosinen sind eine verführerische Kombinationen. Das Gericht eignet sich als stärkearme sowie vitaminreiche Beilage zu Fleisch, Fisch, Ei, Brot.

> **TIPS**
>
> Servieren Sie das Gericht im Verhältnis zwei Viertel zu einem Viertel Kartoffeln oder Reis und einem Viertel Fleisch oder Fisch für den **Anpassungstyp**. Der **Erschöpfungstyp** nimmt etwas mehr Eiweiß und etwas weniger Beilagen (35:15:50), der **Reiztyp** etwas weniger Fleisch und mehr Beilagen (20:30:50).

Wirsingrouladen

(Zubereitungszeit 60 Minuten plus 30 Minuten Backzeit)

½ Wirsing
1 große Zwiebeln, geschält und fein gehackt
2 Knoblauchzehen, geschält und fein gehackt
1 grüne Paprika, geputzt und klein gehackt
1 Tomaten, ohne Stielansätze fein gehackt
100 g Sonnenblumenkerne, im Mixer gehackt oder gemahlen
1 EL Ajvar oder Tomatenmark
½ EL Erdnußbutter
Salz, schwarzer Pfeffer
Paprika edelsüß
Cayennepfeffer
1 EL Curry
60 ml Gemüsebrühe
30 ml Wein

Wirsing putzen und im Ganzen in kochendem Salzwasser für 5 Minuten dünsten, bis die äußeren Blätter gar sind. Wirsing herausnehmen und mit einem Messer die einzelnen Blätter abschneiden. Blätter, die nicht gar sind, nochmals kurz in das kochende Wasser legen. Blätter in einem Sieb abtropfen lassen, auf Küchenpapier abtupfen.
Zwiebeln in einer Pfanne mit etwas Öl andünsten. Sonnenblumenkerne, Erdnußbutter, Tomaten, Paprika und Curry zugeben und einige Minuten mitdünsten.

Die Masse mit Wein und Brühe ablöschen und weitere 10 Minuten köcheln lassen, mit Salz, Pfeffer, Paprika und Cayennepfeffer abschmecken.

Zum Füllen jeweils ein Wirsingblatt flach auslegen, 1 EL der Masse draufgeben, die Blätter von der Seite einschlagen und vom breiten Ende her aufrollen.

Wirsingrollen in eine eingefettete Form legen und im Ofen bei 150° C 30 Minuten backen.

Dieses Gericht sollte auch den „eingefleischten" Nichtvegetariern schmecken. Wer jedoch nicht darauf verzichten möchte, nimmt statt der Sonnenblumenkerne Hackfleisch. Servieren Sie das Gericht mit einer Tomatensauce.

TIPS

Je nach Ernährungstyp würde ich zu diesem Gericht Tomatensauce mit Kartoffelgnocchi oder Spinatklößchen reichen und (wenn Sie kein Vegetarier sind) etwas Fleisch dazu reichen.

Erschöpfungstyp: Ein Steak und einige Gnocchis oder Klößchen.

Reiztyp: Etwas mehr Gnocchi oder Klößchen als Wirsingrolle.

Anpassungstyp: Ein kleineres Stück Fleisch, eine Wirsingrolle und einige Gnocchis oder Klößchen.

Pastasaucen

Abends haben die Tiefkühltruhen in den Supermärkten und die Imbißbuden Hochkonjunktur. Nicht jeder möchte abends zuerst lange an der Kasse und dann noch lange in der Küche stehen. Für Tage, an denen es schnell gehen soll, habe ich einen Vorrat an Kochzutaten zuhause, aus dem sich rasch eine Pastasauce zaubern läßt. Der Vorteil dabei: Bis das Wasser kocht, sind die Soßen fertig und entfalten ein wundervolles Düftchen.

Bitte bedenken Sie, daß die Nudeln Kohlenhydrate liefern und die Pestosaucen ein gewisses Quantum an Fett. Je nach Ernährungstyp sollten Sie sich zum Beispiel ein Steak oder ein Fischfilet in die Pfanne hauen, damit auch ein wenig Eiweiß auf dem Teller landet.

Wer doch mal ein paar Minuten mehr Zeit hat, sollte sich vorneweg einen grünen Salat (Rohes immer vorneweg) oder einen Tomatensalat gönnen.

Bei den nachfolgenden Gerichten verwende ich frischen Parmesan. Sie können auch einen anderen italienischen Hartkäse wie Grana Padano verwenden. Bei Pecorino sollten Sie berücksichtigen, daß vor allem der reife Käse um einiges schärfer schmeckt. Aber kaufen Sie um Gottes Willen nicht den getrockneten und fertig geriebenen „Käse", es wäre schade um die Sauce!

Viele der hier aufgeführten Saucen sind sogenannte Pestosaucen, die kalt zubereitet werden. Sie sind meistens in wenigen Minuten hergestellt, während die Nudeln kochen.

Welche Sauce zu welcher Nudel?

Dieses Thema ist eine Wissenschaft für sich. Generell läßt sich sagen, daß zu Bandnudeln besser Sahnesaucen passen und zu geringelten Nudeln oder hohlen Nudeln wie Makkaroni besser Fleischsaucen, da an diesen Nudelarten das Fleisch besser haftet.

> **TIPS**
>
> Bei allen Pasta-Gerichten sind die stärkereichen Kohlenhydrate vorherrschend, daher sind sie vor allem für die „aufgedrehten" Typen geeignet. Passen Sie die Gerichte Ihrem Typ entsprechend an.
>
> **Anpassungstyp**: Fleisch und Pasta zu gleichen Teilen, ein großer Salat vorneweg.
>
> **Erschöpfungstyp**: Nur wenig Nudeln, ein mittelgroßes Stück Fleisch und ein Salat.
>
> **Reiztyp**: Ein kleines Stück Fleisch und ein großer Salat zu den Gerichten. Da einige dieser Pestosaucen auch kleine Mengen Eiweiß enthalten, sind Sie durchaus auch für den Reiztyp mal „solo", vor allem zum Abendessen, als kleine Portion geeignet. So eng wollen wir das nicht sehen!

Bärlauch-Pesto
(Zubereitungszeit 15-20 Minuten)

60 g Pinienkerne
½ TL grobes Meersalz
2 Bund Bärlauch, gewaschen, trockengeschüttelt und feingehackt
120 ml Olivenöl
150 g frischer Parmesan, gerieben

Pinienkerne in einer Pfanne ohne Fett unter gelegentlichem Rühren bei mittlerer Hitze goldbraun rösten, abkühlen lassen.
Pinienkerne mit Salz in einem Mörser zerstoßen. Bärlauchblätter hinzufügen und mit zerstoßen. 2 Eßlöffel Öl zur Masse geben und rühren. Nach und nach die Hälfte des Parmesans zugeben und weiterrühren. Restliches Öl langsam unter die Masse rühren. Pesto mit Salz und Pfeffer abschmecken.
Nudeln nach Vorschrift kochen. Nach Belieben einige Eßlöffel heißes Nudelwasser in die Sauce rühren.
Pasta mit Pesto und Käse bestreut servieren.

Jetzt, da ich diese Zeilen schreibe, ist die Hochphase der Bärlauchzeit, und ich werde in den nächsten Tagen sicherlich wieder sammeln gehen. Ich entsinne mich noch gut an das entsetzte Gesicht meiner Mutter, als ich vor über 30 Jahren zum ersten Mal fröhlich Bärlauch mampfend nach Hause kam. Damals war das für die meisten nur ein stinkendes Kraut, inzwischen weiß man den Geschmack durchaus zu schätzen und bekommt den duftenden Gesellen zwischen März und Ende April überall auf den Märkten angeboten. Wenn Sie die Möglichkeit haben, fahren Sie im Frühling nach Eberbach am Neckar im Odenwald. Dieses Örtchen nennt sich nicht ohne Grund „Hauptstadt des Bärlauchs". Dort finden jedes Jahr über mehrere Wochen die Bärlauchtage mit Bärlauchführungen und Kochevents statt.

Hinweise

Wenn Sie Bärlauch selbst sammeln oder kaufen, achten Sie darauf, daß er noch nicht blüht. Dann verliert er nämlich sein Aroma.

Haselnuß-Pesto
(Zubereitungszeit 15 Minuten)

50 g gehackte Haselnüsse
50 g glatte Petersilie, gewaschen, trockengeschüttelt und feingehackt (nur die Blätter)
2 Zehen Knoblauch, geschält und durchgepreßt
100 g frisch geriebenen Parmesan
1 EL Zitronensaft
180 ml Nußöl (Haselnußöl und oder Erdnußöl)
Salz, schwarzer Pfeffer

Nudeln nach Vorschrift kochen.
Haselnüsse, Knoblauch, Petersilie, Zitronensaft, einige Eßlöffel Öl und die Hälfte des Parmesans zu einer Paste verrühren oder im Mixer pürieren. Restliches Öl zurühren und mit Salz und Pfeffer abschmecken.
Nudeln mit der Sauce und dem restlichen Parmesan servieren.

Hinweise

Ich nehme für dieses Rezept zu gleichen Teilen Haselnuß- und Erdnußöl. Das Haselnußöl gibt dieser Pesto ein unvergleichliches Aroma.

Pesto Genovese
(Zubereitungszeit 15 Minuten)

4 Zehen Knoblauch, geschält und sehr fein gehackt oder durchgepreßt
40 g Pinienkerne
½ TL Salz
2 Bund Basilikum, gewaschen, trockengeschüttelt und fein gehackt
120 ml Olivenöl
150 g frischer Parmesan, gerieben

Pinienkerne in einer Pfanne ohne Fett unter gelegentlichem Rühren bei mittlerer Hitze goldbraun rösten, abkühlen lassen.
Pinienkerne mit Knoblauch und Salz in einem Mörser zerstoßen. Basilikumblätter hinzufügen und mit zerstoßen. 2 Eßlöffel Öl zur Masse geben und rühren. Nach und nach die Hälfte des Parmesans hinzufügen und weiterrühren. Restliches Öl langsam unter die Masse rühren. Pesto mit Salz und Pfeffer abschmecken.
Nudeln nach Vorschrift kochen. Nach Belieben einige Eßlöffel heißes Nudelwasser in die Sauce rühren.
Pasta mit Pesto und Käse bestreut servieren.

Der Klassiker schlechthin! Er paßt zu Nudeln, Fleisch oder auf heißes Toastbrot. Eine Zeitlang hatte ich im Kühlschrank immer ein Schüsselchen mit Basilikum-Pesto. Da ich gerne etwas mehr Knoblauch nahm, erklärt sich für mich im nachhinein die geringe Zahl meiner Verabredungen.

Hinweise

Pesto kommt aus dem italienischen (pestare = zerstampfen) und ist eine ungekochte Nudelsauce. Diese Sauce gibt es in den unterschiedlichsten Variationen. Manche nehmen die Pinienkerne roh, ich persönlich mag den leicht angerösteten Geschmack. Statt Pinienkerne eignen sich auch andere Nüsse wie Walnüsse, Macadamianüsse oder Haselnüsse. Wenn es schnell gehen soll, kann man die Zutaten in der Küchenmaschine pürieren, doch kommen die Aromen im zerstoßenen Zustand besser zur Geltung.
In Italien geben manche dem Nudelwasser eine Kartoffel oder einige grüne Bohnen dazu. Die Stärke legt sich an die Nudeln an, und die Pesto soll so besser an den Teigwaren haften bleiben.

Pistazien-Pesto
(Zubereitungszeit 15-20 Minuten)

60 g ungesalzene Pistazien, feingehackt
4 Zehen Knoblauch, geschält und durchgepreßt
100 g schwarze Oliven, entsteint und feingehackt
1 EL Zitronensaft
200 g Parmesan, frisch gerieben
1 EL Zitronensaft
150 ml Olivenöl
Salz, Pfeffer

Nudeln nach Vorschrift kochen.

Pistazien, Knoblauch, Oliven, Zitronensaft, einige Eßlöffel Öl und die Hälfte des Parmesans zu einer Paste verrühren oder im Mixer pürieren. Restliches Öl zurühren und mit Salz und Pfeffer abschmecken.

Nudeln mit der Sauce und dem restlichen Parmesan servieren.

Eine zu Unrecht wenig bekannte Pestosauce. Wer es etwas pikanter mag, gibt der Sauce noch 1 EL frischen grünen Pfeffer (abgetropft und gehackt) hinzu.

Sahnige Tomatensauce
(Zubereitungszeit 15-20 Minuten)

150 g sonnengetrocknete Tomaten in Öl (abgetropft und in feine Streifen geschnitten)
8 EL konzentriertes Tomatenmark
2 Zehen Knoblauch, geschält und durchgepreßt
250 ml Crème fraiche
4 EL Olivenöl
Schwarzer Pfeffer

Knoblauch in Olivenöl 1 Minute anbraten. Tomatenstreifen zugeben und 2-3 Minuten mitbraten. Tomatenmark mit Crème fraiche vermischen und in die Pfanne geben.

Nochmals heiß werden lassen. Mit Pfeffer abschmecken.

Hinweis

Wenn Sie die Sauce dünner mögen, geben Sie eine halbe Kelle heißes Nudelwasser hinzu.

Schnelles Tomaten-Walnuß-Pesto
(Zubereitungszeit 15 Minuten)

200 g Walnußkerne
200 g getrocknete eingelegte Tomaten
200 g Parmesan
4 Zehen Knoblauch, geschält und durchgepreßt
50-100 ml Olivenöl
Salz, Pfeffer

Nudeln nach Vorschrift kochen.
Walnüsse, Knoblauch, Tomaten, Öl und die Hälfte des Parmesans zu einer Paste verrühren oder im Mixer pürieren. Restliches Öl zurühren und mit Salz und Pfeffer abschmecken. Ein oder zwei Kellen heißes Nudelwasser unterrühren.
Nudeln mit der Sauce und dem restlichen Parmesan servieren.

Diese Sauce kommt zum Zug, wenn es mal turboschnell gehen soll. Der einzige, der dafür in der Küche arbeiten muß, ist der Mixer.

Walnuß-Pesto
(Zubereitungszeit 15 Minuten)

100-150 g Walnußkerne, gemahlen
4 Zehen Knoblauch, geschält und gepreßt
80-100 g weiche Butter
200 g frischer Parmesan
Salz, schwarzer Pfeffer

Nudeln nach Vorschrift kochen.
Gemahlene Walnußkerne, Knoblauch, Butter und die Hälfte des Parmesans zu einer Paste verrühren. Einige Kellen heißes Nudelwasser zugeben und verrühren, bis eine sämige Sauce entsteht.
Nudeln mit der Sauce und dem restlichen Parmesan servieren.

Diese Pestosauce ist mein Favorit, wenn es mit dem Kochen mal wieder spät wurde und das Essen in weniger als 30 Minuten auf dem Tisch stehen soll. Die Zutaten habe ich immer zuhause. Auch unser Hund Felix weiß inzwischen Pastagerichte zu schätzen. Sobald ich die Parmesanpackung aufreiße, wuselt er schnurstracks in die Küche und setzt sich neben mich. Er liebt frischen Parmesan heiß und innig, und unerklärlicherweise fällt immer der eine oder andere Würfel zu Boden.
Genießen Sie am nächsten Morgen mal eine Scheibe warmen Toast mit ein wenig von der Sauce, es schmeckt herrlich!

Hinweise

Durch Zugabe des gesalzenen Nudelwassers können Sie die Konsistenz der Sauce beeinflussen. Vor dem Abgießen der Nudeln nehme ich ein wenig von dem Wasser beiseite. Oftmals dickt die Sauce etwas nach, und mit dem Nudelwasser läßt sich die Sauce wieder verdünnen.

Zitronensauce

(Zubereitungszeit 15 Minuten)

250 g Crème fraiche
25 g Butter
Abgeriebene Schale von einer unbehandelten Zitrone
40 g Pinienkerne
100 g Parmesan
Salz, Pfeffer

Nudeln nach Vorschrift kochen.
Pinienkerne ohne Fett in einer kleinen Pfanne goldbraun rösten.
In einem kleinen Topf Butter, Crème fraiche und Zironenschale langsam zum Kochen bringen. Die Hälfte des Parmesans und die Pinienkerne einrühren, mit Salz und Pfeffer abschmecken.

Der feine Zitronengeschmack dieser Sauce macht jedes Nudelgericht zu einem Gaumenschmeichler. Wer es sahniger mag, nimmt statt Crème fraiche Crème double.

Hinweis

Wenn Sie es vorziehen, können Sie eine kleine Zehe Knoblauch in die Sauce pressen, nötig ist das aber bei dem herrlichen Aroma nicht.

Glossar (Rezeptteil)

Ajvar

Ajvar ist ein in Südosteuropa sehr verbreitetes und würziges Paprikamus. Es wird gerne zu Fleisch serviert oder als herzhafter Brotaufstrich. Ajvar besteht meistens aus gerösteten Paprika, Auberginen, Peperoni, Öl, Essig und Gewürzen.

Amarant

Amarant (auch Amaranth) ist eine der ältesten Nutzpflanzen der Menschheit. Seine Samen sehen ähnlich aus wie Hirse und eignen sich gut für die Ernährung bei Zöliakie, da Amarant frei von Gluten ist.

Bulgur

Bulgur ist ein vorbehandelter Weizen, der im Vorderen Orient für viele Speisen benutzt wird. Der Weizen wird vorgekocht, getrocknet und je nach gewünschter Verwendung grob oder fein zerkleinert. Bekannte daraus hergestellte Gerichte sind Tabbouleh (siehe Rezeptteil) und Cig Köfte (Frikadellen aus rohem Hackfleisch).

Fischsauce

Fischsauce ist eine asiatische Würzsauce, die unter anderem aus fermentierten Fischen, manchmal auch noch aus Garnelen oder Austern besteht. Sie riecht und schmeckt sehr intensiv, allerdings ohne ausgeprägtes Fischaroma. Sie wird sehr gerne zur geschmacklichen Intensivierung eines Gerichts eingesetzt.

Fünf-Gewürze-Mischung

Hierbei handelt es sich um eine asiatische Gewürz-Mischung mit einem ausgeprägten Aroma. Die häufigsten Zutaten (es gibt auch andere Variationen) sind Sternanis, Szechuan-Pfeffer, Zimtkassie (Chinesischer Zimt), Fenchelsamen und Gewürznelken. Sie wird für viele asiatische Speisen verwendet, besonders für Geflügel- und Fischgerichte.

Garam Masala

Garam Masala ist eine indische Mischung aus verschiedenen gemahlenen Gewürzen, die zum Beispiel zur Zubereitung von Currys benutzt wird. Typische Mischungen enthalten unter anderem Koriander, Kreuzkümmel, Ingwer, Zimt, Piment, schwarzer Pfeffer, Kardamom, Nelken, Lorbeerblätter und Muskatblüte, gelegentlich auch Fenchel. Zur Herstellung werden die unzerkleinerten Zutaten in einer Pfanne trocken geröstet und nach dem Abkühlen zerstoßen.

Ghee

Indisches Ghee wird ähnlich wie Butterschmalz aus Butter hergestellt, indem man durch vorsichtiges Erhitzen das Wasser entfernt. Durch den geringen Wassergehalt ist es viel länger haltbar als Butter. Ghee wird länger erhitzt als Butterschmalz. Dabei bräunt das Eiweiß und fällt aus. So erhält Ghee einen angenehm nussigen Geschmack. Die traditionelle indische Heilkunde schreibt Ghee eine gesundheitsfördernde Wirkung zu.

Harissa

Harissa ist eine aus Tunesien stammende scharfe Gewürzpaste

aus Chilischoten, Kreuzkümmel, Koriandersamen, Knoblauch, Salz, Öl und manchmal auch Zimt. Harissa kann als Würzmittel für nahezu alle Gerichte verwendet werden, da es weniger säuerlich ist als zum Beispiel Sambal Olek.

Ingwer

Ingwer ist eine Pflanzenart, deren Wurzel als Gewürz und zu Heilzwecken eingesetzt wird. Der Geruch ist sehr aromatisch, der Geschmack zeichnet sich durch eine brennende Schärfe aus. Vor allem in indischen und asiatischen Rezepten findet die geschälte Wurzel feingerieben oder feingehackt Verwendung. In asiatischen Lebensmittelgeschäften gibt es oft auch die mit dem Ingwer verwandte Galgantwurzel zu kaufen, die nicht ganz so scharf schmeckt.

Kardamom

Kardamom findet in der Küche gemahlen, als Samen und in Form von Kapseln Verwendung. Kardamom hat ein würziges, aber auch leicht süßliches Aroma. Da dieses schnell verfliegt, nimmt man statt Pulver besser die ganzen Samen oder Kapseln.

Ketjap Manis

Ketjap Manis ist eine sämige, süßlich schmeckende Sojasauce aus Indonesien. Sie wird gerne für asiatische Speisen wie Bami Goreng genommen.

Koriander

Korianderkraut, unter anderem auch unter dem Namen Cilantro bekannt, ist eine Pflanze mit einem kräftigen, scharfbitterem

Geschmack, der nicht jedem zusagt. Koriander findet in vielen türkischen Speisen Verwendung, aber auch in der berühmten kanarischen Sauce Mojo verde. Äußerlich kann frischer Koriander mit glatter Petersilie verwechselt werden, unterscheidet sich aber eindeutig davon im Geruch. Je nach Gericht werden auch Koriandersamen und gemahlener Koriander eingesetzt.

Kreuzkümmel (Cumin)

Kreuzkümmel besteht aus den getrockneten Früchten eines asiatischen Doldenblütengewäches und ist geschmacklich nicht mit unserem hiesigen Kümmel vergleichbar. Kreuzkümmel hat einen unverwechselbaren, aromatischen Geschmack. Zum Einsatz kommt er beispielsweise in türkischen, indischen und nordafrikanischen Speisen. Häufig wird er vor Verwendung in einer trockenen Pfanne leicht angeröstet und nach der Abkühlung gemahlen.

Macis (Muskatblüte)

Macis ist der Samenmantel des Muskatbaums. Getrocknet und gemahlen findet die Muskatblüte bei Gebäck und Wurstwaren (zum Beispiel Münchner Weißwürsten) Verwendung. Sie hat einen aromatischen, leicht bitteren Geschmack, ist aber milder als Muskatnüsse.

Mirin

Mirin ist ein süßer, japanischer Reiswein. Er hat einen geringeren Alkoholgehalt als Sake und schmeckt viel süßer. Mirin wird gerne für die Zubereitung von Sushi und für asiatische Saucen genommen.

Noilly Prat Vermouth

Noilly Prat ist ein trockener, sehr aromatischer Vermouth (Wermut). Seine Basis sind die Weißweine Clairette und Picpoul de Pinet. Sein intensives Aroma läßt sich mit keinem anderen Vermouth vergleichen.

Okraschoten

Okraschoten, auch Eibisch oder Gombo genannt, stammen ursprünglich aus Ostafrika. Die Schoten werden roh oder gekocht gegessen und sind vor allem in Griechenland, der Türkei und der Karibik sehr beliebt. Beim Kochen sondern sie einen Schleim ab, den man zum Eindicken der Speisen mitverwenden kann.

Piment d'Espelette

Piment d'Espelette ist ein Chili aus dem Baskenland mit einem unvergleichlichen Aroma. Seinen Namen erhielt diese Chilivariation durch das französische Dorf Espelette. Jedes Jahr findet hier am letzten Oktoberwochenende ein Fest zu Ehren dieses geschmackvollen Scharfmachers statt. Das Chilipulver ist von dezenter Schärfe mit einem leicht fruchtigen Aroma und einem sanft rauchigen Geschmack.

Pul Biber

Pul Biber ist eine scharfe Gewürzmischung aus der türkischen Küche. Gemeinhin besteht sie aus Paprika, Chili, Salz und Öl. Am häufigsten wird Pul Biber auf Döner Kebap gestreut, findet aber auch in anderen türkischen Speisen Verwendung.

Sake

In unseren Breiten verstehen wir unter Sake einen aus Reis gebrauten Wein. In Japan ist Sake ein Oberbegriff für alkoholische Getränke. Wenn er nicht als Getränk gereicht wird, setzt man ihn gerne zum Herstellen von asiatischen Soßen oder Marinaden ein.

Sambal Olek

Sambals sind indonesische Würzpasten auf Chilibasis. Sambal Olek ist eine von vielen und besteht aus Chilis, Essig und Salz.

Seitan (Weizenfleisch)

Seitan ist ein Produkt aus Weizeneiweiß (Gluten). Für die Herstellung wird Weizenmehl mit Wasser verknetet und unter wiederholtem Kneten und mehrmaligem Wässern die Stärke entzogen. Nach und nach entsteht eine gummiartige Masse, die in Scheiben oder Würfel geschnitten und in einem würzigen Sud gekocht wird. Nach dieser Vorbereitung kann Seitan auf vielfältige Art zubereitet werden und ist eine sehr gute Fleischalternative in der vegetarischen Küche. Seitan enthält kaum Kohlenhydrate und fast kein Fett.

Schwarzkümmel

Schwarzkümmel (in indischen oder asiatischen Geschäften erhältlich) wird auch unter dem Namen Kalonji oder schwarzer Zwiebelsamen (black onion seed) angeboten. Er erinnert ein wenig an Sesam mit einer leichten Kreuzkümmelnote.

Senfkörner

Senfkörner werden auch „Weißer Senf" genannt. Sie schmecken

scharf und leicht brennend. Bei uns werden Senfkörner hauptsächlich zum Einlegen von Gurken oder für Marinaden und Beizen verwendet. Auch in der indischen Küche finden Senfkörner für viele Rezepte vor allem leicht angeröstet Verwendung.

Sesamöl

Sesamöl ist ein aus weißen und schwarzen Sesamsamen hergestelltes Öl. Helles Sesamöl ist weitgehend geruchsneutral und wird vor allem in der asiatischen Küche als Speiseöl benutzt. Das weitaus aromatischere dunkle Sesamöl wird nicht direkt zum Kochen oder Braten eingesetzt, sondern fertigen Gerichten in kleinen Mengen als Würze zugegeben.

Sesampaste (Tahin/Tahini)

Tahini ist eine im arabischen Raum sehr beliebte Paste aus gemahlenen Sesamkörnern. Sie ist eine der Grundbestandteile von Kichererbsenmus (Hummus). Tahini ist sehr reich an Vitaminen und Calcium. Auch für den orientalischen Auberginenbrei Baba Ghanoush wird Sesampaste benötigt.

Sieben-Gewürze-Mischung (Shichimi Togaraschi)

Diese in Japan sehr beliebte Gewürzmischung besteht je nach Zubereitung aus Sesam, japanischem Bergpfeffer, Mohn, Mandarinenschalen, Senfsaat, Nori-Algen und Hanfsamen. Er wird als Suppengewürz genommen, aber auch zu Fleisch und Nudeln.

Sumach

Unter dem Gewürz Sumach versteht man die getrockneten, gemahlenen Steinfrüchte der Gewürzsumach-Pflanze. Das säuerliche Gewürz ist vor allem in der orientalischen Küche sehr beliebt. Verschiedene Fruchtsäuren geben dem Sumach sein ganz besonderes Aroma.

Zitronengras

Zitronengras gehört zur Familie der Süßgräser und hat frisch einen zitronenartigen Geschmack. Vor allem in der vietnamesischen und indonesischen Küche wird es gerne benutzt. Getrocknet verliert Zitronengras einen Großteil seines Aromas.

Ein Wort zum Schluß

Power Food für die Psyche beeinflußt über den Körper den Geist. Sie können sich sozusagen Entspannung oder auch Energie für neue Ziele „anessen" – und das ganz ohne schädliche Nebenwirkungen.

Ich habe mich lange und intensiv mit dem „Säure-Basen-Haushalt" und dem Konzept „Metabolic Typing" (Ernährung nach dem Stoffwechseltyp) auseinandergesetzt, und es erschien mir sinnvoll, aus beidem etwas Neues zu machen, nämlich einen Ernährungsratgeber für die verschiedenen Zustände von Streß, Burnout und Depression. Ich hoffe, es ist mir gelungen.

Vielleicht erkennen Sie in meinem Konzept das letzte Mosaiksteinchen für die individuelle Streßbewältigung. Wenn Sie Entspannungsübungen wie Yoga oder Autogenes Training machen, Kampfsport betreiben oder einfach laufen oder Fahrrad fahren, sich aber dennoch der Welt, in der Sie leben, nicht so ganz gewachsen fühlen, kann dieses Konzept Ihnen helfen.

Wenn Sie nach ein paar Monaten, in denen Sie meine Ernährungsempfehlungen umgesetzt haben, spüren, daß Ihr Energieniveau und Ihre allgemeine Befindlichkeit sich erheblich gebessert haben und Sie sich wieder fit für den Alltag fühlen, dann bitte ich Sie, folgendes zu tun: Setzen Sie sich an einem warmen Tag in ein gemütliches kleines Straßencafé im Schatten der Platanen und genießen Sie die neueste Eiskreation von Luigi. Nehmen Sie sich dafür eine halbe, vielleicht auch eine ganze Stunde Zeit, lassen Sie das Leben Revue passieren, und beobachten Sie die Fußgänger auf der Straße. Erinnern Sie sich daran, wie fix und fertig Sie noch vor ein paar Monaten waren und wie gelassen Sie heute sein können, selbst wenn Ihre äußeren Lebensumstände sich nicht wesentlich verändert haben. Genießen Sie das Leben nun in vollen Zügen – dazu gehört auch, sich gelegentlich ein (süßes, ungesundes) Eis zu gönnen – und seien Sie nett zu sich!

Herzlichst,
Ihr Andreas Ulmicher

Glossar (allgemeiner Teil)

Aminosäuren

Aminosäuren sind die Bausteine, aus denen –> Eiweiße zusammengesetzt sind. Von 20 Aminosäuren sind neun für den menschlichen Körper essentiell, das heißt, er muß ihren Bedarf aus der täglichen Ernährung decken. Der Gehalt an essentiellen Aminosäuren ist auch wichtig für die –> biologische Wertigkeit eines Nahrungsmittels.

Anabole Stoffwechsellage

In der anabolen Stoffwechsellage (anabol bedeutet „aufbauend") ist die Energiegewinnung dominant, der Körper baut aus einzelnen Bausteinen Gewebe auf und/oder speichert Energie, die aus aufgespaltenen Nahrungsmitteln gewonnen wurde.

Anpassungszustand/-typ

Wenn das –> autonome Nervensystem durch Streß überreizt wird, schaltet der Streßnerv (siehe unter –> Sympathikus) immer wieder mal ab, und der Erholungsnerv (s. –> Parasympathikus) drängt sich in den Vordergrund, erkennbar an plötzlich kommenden und gehenden Erschöpfungszuständen. Den Anpassungszustand/-typ zeichnet in erster Linie sein sehr wechselhaftes Energieniveau aus.

Autonomes Nervensystem

Das autonome (auch vegetative) Nervensystem besteht aus drei Teilen, die aber allgemein von ihrer Funktion her als zwei aufgefaßt werden: –> Sympathikus und –> Parasympathikus. Es wird autonom genannt, weil es nicht willentlich steuerbar ist. Beide Nervenstränge zusammen steuern weite Teile des menschlichen Stoffwechsels und die Aktivität verschiedener Organe.

Burnout-Syndrom

Der Begriff bezeichnet einen Zustand vorwiegend geistig/psychischer, aber in letzter Konsequenz auch körperlicher Erschöpfung (siehe auch –> Erschöpfungszustand/-typ). Das Burnout-Syndrom wird als psychosomatisches Krankheitsbild aufgefaßt, ist aber in Wirklichkeit die Folge einer dauerhaften Sympathikusschwäche. Zu seinen Symptomen gehören chronische Erschöpfung, sozialer Rückzug, Depression und Krankheitsanfälligkeit.

Eiweiß (ist dasselbe wie Protein)

Eiweiße sind aus –> Aminosäuren zusammengesetzte Moleküle, die im Körper zahlreiche Aufgaben und Funktionen erfüllen. Vor allem unterstützen sie bestimmte Stoffwechselfunktionen im Körper und verlangsamen andere. Generell stärken sie den –> Sympathikus. Eiweißreiche Lebensmittel sind zum Beispiel Fleisch, Fisch, Milch, Ei, oder Hülsenfrüchte.

Enzyme

Enzyme sind Eiweiße, die Stoffwechselprozesse im Organismus beschleunigen. Eine andere Gruppe von Enzymen, die Verdauungsenzyme, hilft dabei, Lebensmittel in verwertbare Bausteine aufzuspalten, damit sie im Darm aufgenommen werden können und für den Körper von Nutzen sind. Unter Streßeinfluß produziert der Körper weniger Enzyme. Dies macht sich häufig nach dem Essen durch ein Druckgefühl im Magen bemerkbar.

Erschöpfungszustand/-typ

Bei langer Reizung erschöpft sich der Sympathikusnerv und ist auch durch Streßreize nicht mehr in der Lage, ein Stoffwechselgleichgewicht zwischen ihm und seinem Gegenspieler Parasympathikus herzustellen. Es kommt zu einem dauerhaften Zustand der Erschöpfung.

Fette (sind dasselbe wie Lipide)

Fette sind organische Moleküle, die vielfältige Aufgaben im Organismus haben. Sie sind schützender Bestandteil der Zellwände, dienen als Energiespeicher und Isolatoren gegen Kälte und lösen viele Stoffwechselprozesse aus wie die Nutzbarmachung von Vitaminen (beispielsweise A und D). Man unterscheidet ungesättigte (essentielle) und gesättigte Fette. Fälschlicherweise werden den gesättigten Fettsäuren immer wieder „ungesunde" Eigenschaften zugeschrieben. Doch auch ungesättigte Fettsäuren können unter Umständen für die Gesundheit problematisch werden (–> siehe auch Transfettsäuren, Grundumsatz). Fettreiche Nahrungsmittel sind zum Beispiel Öle, Butter, Schmalz, –> Ghee und Nüsse.

Freie Radikale

Dies sind Stoffe, die Zellen angreifen, indem sie sie chemisch verändern. Diese Veränderung bezeichnet man auch als –> oxidativen Streß. Die Zellen oxidieren dadurch, altern schneller und können ihre Aufgaben im menschlichen Stoffwechsel nicht mehr richtig wahrnehmen. Freie Radikale tragen auch zur Krebsentstehung bei. Beispiele für freie Radikale sind chemische Substanzen, Viren, Strahlungen (wie z.b. harte UV-Strahlung) und → Transfettsäuren.

Gärung

Hierbei handelt es sich um einen Prozeß der Energiegewinnung unter Ausschluß von Sauerstoff. Beispielsweise werden im menschlichen Dickdarm Ballaststoffe von den dort angesiedelten Bakterien zum Zweck der Energiegewinnung vergoren. Früher wurden durch Gärung Lebensmittel haltbar gemacht. Milchsaure Gärung und Sauerteiggärung haben ernährungstechnische Vorteile, da vergorene Produkte für den Menschen wesentlich besser verdaubar sind als unvergorene.

Gewohnheitsmittel

Eine Substanz wird dann zum Gewohnheitsmittel, wenn wir mit ihr künstlich einen Zustand herbeiführen, der nicht unserem tatsächlichen Zustand entspricht (beispielsweise Entspannung oder Aufmerksamkeit).

Grundumsatz

Der Grundumsatz ist die Energiemenge, die der Körper pro Tag bei völliger Ruhe zur Aufrechterhaltung seiner Funktion benötigt. Er ist meß- und berechenbar und steht und fällt mit der Aktivität bestimmter Drüsen, vor allem der Hirnanhangdrüse und der Schilddrüse.

Katabole Stoffwechsellage

Sie ist das Gegenteil der anabolen Stoffwechsellage. „Katabol" bedeutet abbauend, das heißt die Energiefreisetzung ist dominant. Komplexe, gespeicherte Nährstoffe werden zu einfacheren Bausteinen (Zucker) umgebaut, um als Energie genutzt werden zu können. Unter Streßeinfluß entwickeln wir typischerweise eine katabole Stoffwechsellage.

Kohlenhydrate (sind dasselbe wie Saccharide)

Dies sind wichtige Energieträger für den menschlichen Stoffwechsel. Sie gliedern sich in die verdaubare Stärke und die unverdaulichen Ballaststoffe. Man unterscheidet Einfachzucker (Monosaccharide), Mehrfachzucker (Oligosaccharide) und Stärke (Polysaccharide). Sie lassen sich weiter unterteilen in stärkereiche und stärkearme Kohlenhydrate. Letztere enthalten mehr Ballaststoffe. Zu den stärkereichen Kohlenhydraten zählen Getreide, Kartoffeln, Reis, zu den stärkearmen Gemüse, Salate und viele Obstsorten.

Oxidativer Streß

Oxidativer Streß ist körperlicher Streß, der auf Zellebene abläuft und von sogenannten –> „freien Radikalen" erzeugt wird. Für den Körper ist oxidativer Streß ähnlich wie psychischer Streß, nur daß er unbewußt abläuft und als solcher nicht erkannt wird. Deswegen wundern sich manche Zeitgenossen, warum sie ständig gereizt, müde, ausgelaugt oder ständig krank sind, obwohl sie äußerlich gar keinen Streß haben.

Parasympathikus

Der Parasympathikus ist der Gegenspieler des → Sympathikus und der Zweig des → autonomen Nervensystems, der dann dominant wird, wenn der Körper sich erholen soll. Seinem Einfluß unterliegen beispielsweise Schlaf, tiefe Atmung, Verdauung, Enzymhaushalt und Energiegewinnung. Er wird zwangsläufig dann dominant, wenn der Sympathikus durch Dauerstreß geschwächt ist. Seine Dominanz zeigt sich in chronischer Erschöpfung, Burnout-Syndrom und Depressionen.

Psyche

In unserem Kontext verstehe ich darunter die emotionale Befindlichkeit eines Menschen unter Streßeinfluß. Jemand hat eine „labile Psyche" wenn er über eine niedrige Streßtoleranz verfügt, und eine „stabile Psyche", wenn seine Streßtoleranz höher ist.

Purine

Purine sind Bestandteile von Nukleinsäuren, die wiederum als Informationsspeicher für das Erbgut oder als Botenstoffe für bestimmte chemische Reaktionen im Körper dienen. Der Körper kann sie selbst in begrenzten Mengen herstellen. Besonders reichlich kommen sie in rotem Fleisch und hier besonders in Innereien vor. Purine werden zu Harnsäure abgebaut und über die Nieren ausgeschieden. Zu viele Purine können Stoffwechselkrankheiten verursachen (Gicht), aber Purine können auch zellschützende Eigenschaften erfüllen.

Reizzustand/-typ

Dominiert durch dauernde Streßreize im vegetativen Nervensystem der Sympathikus, ist von einem Reizzustand auszugehen. Der Betroffene ist in ständiger äußerer wie innerer Unruhe und legt übertriebenen Aktionismus an den Tag. Schlafmangel und Aggression können die Folge sein. Das trügerische an diesem Zustand ist, daß man ihn für besonders dynamisch, tatkräftig und gesund hält.

Stimulanzien

Sie sollen anregen, und zwar immer dann, wenn man erschöpft oder müde ist oder einem Energie fehlt, die man eigentlich braucht.

Sympathikus

Er wird auch als Streßnerv bezeichnet und ist neben dem –> Parasympathikus ein Teil des autonomen Nervensystems. Er sorgt für Anregung und Energiefreisetzung, stellt aber lebenswichtige Funktionen wie Verdauung und Immunsystem hintenan. Der Sympathikus wird ebenso durch geistigen wie durch körperlichen Streß angeregt und kann auch erschöpfen. Ist dieser Nerv dominant, entspricht dies dem Reizzustand bzw. -Typ.

Transfettsäuren

Transfettsäuren sind Fettsäuren die durch Hitze oder Sauerstoffeinfluß aus ungesättigten Fettsäuren entstehen. Transfettsäuren sind problematisch, da sie im Körper zellschädigende Eigenschaften entfalten, weswegen man Pflanzenöle nicht allzu sehr erhitzen sollte.

Weiterführende Literatur

Königs, Peter: *Kokosfett. Ideal für Genuß, Gesundheit und Gewicht.* Kirchzarten 2009

Der Autor ist der Europavertreter für Metabolic Typing. Hier hält er nicht nur ein Plädoyer für das gut, alte Kokosfett, das Fett mit den besten ernährungsphysiologischen Eigenschaften fürs Braten und Kochen, sondern auch gegen den Irrglauben, Pflanzenöle seien in jeder Situation das Gesündeste, was einem an Fetten passieren könne.

Leitzmann, Claus: *Vegetarismus: Grundlagen, Vorteile, Risiken.* München 2007

Leitzmann, Claus, Karl von Koerber und Thomas Männle: *Vollwert–Ernährung. Konzeption einer zeitgemäßen Ernährungsweise.* Stuttgart 2006

Ich denke, bei einem (leider) auch oft ideologisch eingefärbten Thema wie Vegetarismus kommt es auf Sachlichkeit an. Claus Leitzmann, den ich schon auf so einigen Vorträgen erleben durfte, betont die Vorteile des vegetarischen Lebenskonzepts (im Sinne von Vollwertigkeit), ohne die Nachteile zu thematisieren.

Schmid-Bode, Dr. Wilhelm: *Vier Stresstypen und vier Wege zur Gelassenheit.* München 2008

Eine andere Sichtweise, auch mit Ernährungsratschlägen aus der traditionellen chinesischen Medizin zu unterschiedlichen Streßtypen. Mir hat das Buch sehr gut gefallen.

Mansmann, Dr. med. Vinzenz: *Total erschöpft. Neue Energie durch Naturheilmittel.* Bad Waldsee 2009

Hier geht es in erster Linie um naturheilkundliche Maßnahmen. Zehn Erschöpfungstypen werden beschrieben, da sollte für jeden etwas Passendes dabei sein!

Ulmicher, Andreas: *Das Kaktusprinzip. Die Wissenschaft vom dicken Fell.* Aachen 2007

Funktioniert Positives Denken? Warum beeinträchtigt geistiger Streß den Körper? Wie bringt Sie Streß in Ihren optimalen Leistungsbereich und ab wann überfordert er? Streß ist Gift – es kommt nur auf die Dosis an! ABER: Die „Schwellendosis" für die Giftigkeit des Stresses ist bei jedem unterschiedlich hoch. Wie kann man diese Schwelle erhöhen, das heißt, sich ein dickeres Fell zulegen? Um diese und ähnliche Fragen geht es in diesem Buch.

Derselbe: *Natürliche Gesundheit bei Morbus Crohn – Colitis ulcerosa.* Norderstedt 2005

Nicht immer ist die Nahrung an sich das Problem, sondern das, was der Körper mit ihr anfangen kann. Das Buch bezieht sich zwar auf die beiden chronischen Darmerkrankungen Morbus

Crohn und Colitis ulcerosa, jedoch haben dem Feedback zufolge auch viele andere Patienten, beispielsweise solche mit psychischen Symptomen und Allergien, daraus ihren Nutzen ziehen können. Die beste Ernährung nutzt nichts, wenn es im Darm nicht stimmt. Und wenn etwas im Darm nicht stimmt, müssen Sie dies nicht unbedingt auch dort bemerken!

Wolcott, William L., Trish Fahey, Peter Königs: *Essen, was mein Körper braucht. Metabolic Typing, die passende Ernährung für jeden Stoffwechseltyp.* Kirchzarten 2002

Metabolic Typing ist mit das Beste zum Thema Ernährung, was ich kenne. Hier erfährt der Leser, warum ihm (vielleicht über die Jahre liebgewonnene) „gesunde" Ernährungsweisen nicht geholfen haben. Dieses Buch sollte man gelesen haben, bevor man sich für eine vegetarische Ernährung, für Atkins oder die Glyx–Diät entscheidet!

Über die Autoren

Andreas Ulmicher, Jahrgang 1970, studierte Physik und Naturwissenschaften, ehe er Heilpraktiker wurde. Selbst von der Darmerkrankung Morbus Crohn betroffen, entwickelte er eine Therapie, mit der er sich selbst heilte und die er in seinem ersten Buch beschrieben hat. Sein Hauptaugenmerk gilt dem Zusammenspiel von Körper und Geist in Bezug auf Krankheit und Genesung. Seit geraumer Zeit beschäftigt er sich mit dem Ernährungssystem „Metabolic Typing" sowie den Auswirkungen von Ernährung auf das mentale und emotionale Befinden.

Andreas Ulmicher ist Inhaber zweier Naturheilpraxen mit den Schwerpunkten Homöopathie, Ernährungsberatung, Dorn-Therapie, Entgiftung und Bach Blütentherapie. Darüber hinaus ist er Chefredakteur vom *Gesundheits-Brief*. Er führt in seinen Praxen auch Stoffwechseltests zur Bestimmung der individuell richtigen Ernährung durch. In seiner Freizeit beschäftigt er sich intensiv mit der Kampfkunst Kung Fu.

Vom selben Autor erschien im Omega-Verlag
Das Kaktusprinzip. Die Wissenschaft vom dicken Fell

Kontakt:

www.praxis-ulmicher-freitag.de
andreas@praxis-ulmicher-freitag.de

Armin Ginschel, Jahrgang 1965, gelernter Brauer und Mälzer, studierte Brauereiwesen und Betriebswirtschaft, eher er EDV-Dozent und Webdesigner wurde. Seine Liebe zum Kochen und gutem Essen zeigte sich nicht nur am heimischen Herd, sondern auch in Restaurantküchen, im Catering-Bereich und im Vertrieb selbstgemachter Barbecue- und Chilisaucen.

Weitere Bücher aus dem Omega-Verlag

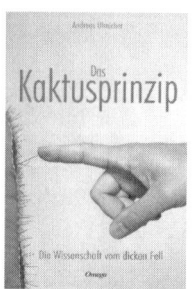

Andreas Ulmicher

Das Kaktusprinzip
Die Wissenschaft vom dicken Fell

328 S., gebunden,
€ 17,80 [D] • ISBN 978-3-930243-44-0

Das Buch wendet sich an Menschen, die übersensibel, nervös und ängstlich sind, sich alles sehr zu Herzen nehmen, ein schwaches Selbstwertgefühl haben, unter chronischer Müdigkeit, Stimmungsschwankungen, Depressionen und psychosomatischen Erkrankungen leiden oder gar die Symptome eines Burn-out aufweisen. Ihnen bietet der Heilpraktiker Andreas Ulmicher Hilfe, um emotional, mental und vor allem auch physisch robuster und ausgeglichener zu werden. „Dünnhäutigkeit" ist für ihn die Folge ungünstiger Wechselwirkungen zwischen Geist und Körper. Sie läßt sich sowohl mental als auch physisch über die Nahrung zum Positiven beeinflussen. Der Autor gibt dem Leser diverse „Schlüssel" an die Hand, mit denen dieser seinen Stoffwechsel, das vegetative Nervensystem und den Hormonhaushalt harmonisieren kann. Auf diese Weise lassen sich Stimmungen, Emotionen und Gedanken beeinflussen und eine körperliche Abhärtung erzielen.

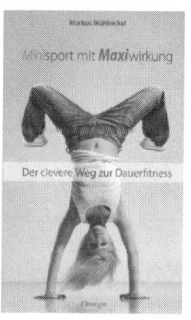

Markus Mühlnickel

Minisport mit Maxiwirkung
Der clevere Weg zur Dauerfitness

160 S., gebunden
€ 11,50 [D] • ISBN 978-3-930243-48-8

Eine motivierende Methode für einen bewußteren Umgang mit dem eigenen Körper. Der Autor zeigt, wie sich mit ebenso wenig Aufwand wie für das tägliche Zähneputzen eine dauerhafte gesundheitliche Verbesserung und mehr Leistungsfähigkeit erzielen läßt.

Der Physiotherapeut Markus Mühlnickel stellt in diesem Büchlein eine simple und leicht umzusetzende Methode vor, wie man mit kleinen täglichen Aktivitäten seine Gesundheit dauerhaft verbessern kann. Innere Widerstände und äußere Hindernisse werden durch praxisbezogenes, psychologisches Wissen abgebaut und überwunden. Der Leser wird zu einer bewußteren Lebensführung angeregt und dazu, mehr Eigenverantwortung und Initiative zu ergreifen. Viele praktische Beispiele motivieren, den Instinkt für die Botschaften des Körpers zu schärfen und die Selbstheilungskräfte zu aktivieren. Alteingefahrene Denkmuster werden durch ungewöhnliche, unorthodoxe Alternativen aufgelockert und bereichert.

Zu beziehen in jeder guten Buchhandlung

Omega®-Verlag   G. Bongart & M. Meier (GbR)

Karlstr. 32   D-52080 Aachen
Tel.: 0241-16 81 630   •   Fax: 0241-16 81 633
e-mail: info@omega-verlag.de   http://www.omega-verlag.de

Fordern Sie auch unser kostenloses Verlagsverzeichnis an!

Weitere Bücher aus dem Omega-Verlag

Ramona B. Wagner
EFT – Emotionale Freiheit
Eine einfache Selbsthilfetechnik

80 S., broschiert
€ 6,95 [D] • ISBN 978-3-930243-29-7

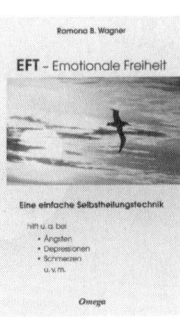

Die „Emotional Freedom Technique", kurz EFT, geht davon aus, daß psychische Störungen auf Blockaden im Energiesystem des Körpers beruhen. Um die blockierte Energie wieder in Fluß zu bringen, werden spezielle Akupunkturpunkte, die direkt unter der Haut liegen, mit zwei Fingern beklopft, während man an das zu kurierende Symptom denkt.

Auf diese Weise können EFT-Anwender häufig selbst bei schwerwiegenden seelischen Problemen oder bei psychisch bedingten körperlichen Beschwerden in kürzester Zeit Erleichterung finden. Dies gilt sowohl für akute Beschwerden (Schmerzen, Traurigkeit, Prüfungsangst) als auch für langwierige Probleme (Zwänge, Ängste, Phobien, geringes Selbstwertgefühl etc.).

Jan Geurtz
Suchtfrei
Den Selbstbetrug durchschauen
Eine neue Methode ohne Entzugserscheinungen

328 S., gebunden
€ 15,30 [D] • ISBN 978-3-930243-41-9

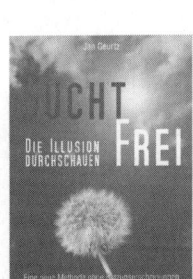

Jeder Mensch hat ins einer Kindheit eine Zurückweisung durch die Eltern erfahren, die zu dem negativen Glauben führt, nicht gut zu sein, so wie man ist. Jeder hat seine eigene Methode gefunden, den daraus resultierenden grundlegenden Selbstzweifeln, dem Gefühl von Unzufriedenheit, Wertlosigkeit oder Leere zeitweilig zu entfliehen: mit harten oder weichen Drogen, Medikamenten, Alkohol, Rauchen, Spiel-, Eß-, Sex- oder Beziehungssucht, sonstigen Süchten wie z. B. der nach Fernsehen, Internet oder PC-Spielen oder starker Selbstkontrolle. Dabei ist manchen ihr zwanghaftes Verhalten nicht einmal bewußt.

Der Niederländer Jan Geurtz entlarvt den all diesen Phänomenen zugrunde liegenden Selbstbetrug und zeigt einen Ausweg aus diesem Teufelskreis. Der Erfolg seines ersten Buches *De Opluchting* (Aufatmen. In nur einem Tag endgültig zum Nichtraucher), das in seinem Heimatland allein durch Weitersagen zu einem Bestseller wurde, belegt die Stimmigkeit seines Konzeptes.

Zu beziehen in jeder guten Buchhandlung

Omega®-*Verlag*

G. Bongart & M. Meier (GbR)

Karlstr. 32   D-52080 Aachen
Tel.: 0241-16 81 630 • Fax: 0241-16 81 633
e-mail: info@omega-verlag.de   http://www.omega-verlag.de

Fordern Sie auch unser kostenloses Verlagsverzeichnis an!

Weitere Bücher aus dem Omega-Verlag

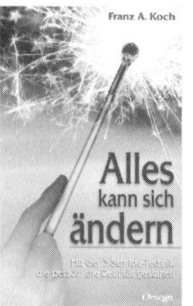

Franz A. Koch

Alles kann sich ändern
Mit der 3-Schritte-Technik die eigene Realität gestalten

264 S., gebunden
€ 11,50 [D] • ISBN 978-3-930243-33-4

Alles ändert sich, nichts bleibt, wie es ist. Wenn sich sowieso alles ändert, warum dann nicht gleich zu unseren Gunsten? Der Autor zeigt, wie dies jederzeit möglich ist.

Franz A. Koch erzählt Geschichten aus dem Leben, wie sie allen von uns täglich begegnen können. Dabei geht es um Schwierigkeiten, Nöte und Probleme, die mit Hilfe einer einfachen 3-Schritte-Technik zum Guten verändert werden können. Durch ein kleines, individuell gestaltbares Ritual wird diese Übung im Unterbewußtsein verankert, das die gewünschte Realitätsveränderung im Kontakt mit dem Universum bewirkt. Im zweiten Teil des Buches geht der Autor ausführlicher auf das magisch-schamanische Weltbild ein, das seiner Methode zur Realitätsveränderung zugrunde liegt.

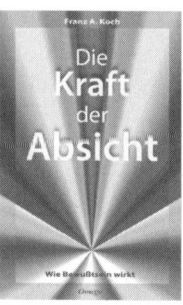

Franz A. Koch

Die Kraft der Absicht
Wie Bewußtsein wirkt

208 S., gebunden
€ 11,50 [D] • ISBN 978-3-930243-42-6

Die Kraft der Absicht beschreibt die Zusammenhänge von Geist, Bewußtsein und Absicht und hilft, die grenzenlosen Möglichkeiten des Geistes zu erkennen und zu nutzen. Absicht ist die Kraft, die wie ein Katalysator Geist in Bewegung setzt und ihn bündelt wie einen Laserstrahl. Sie ist die schöpferische Urkraft schlechthin, läßt Realität entstehen und Wünsche in Erfüllung gehen. Allerdings nur dann, wenn wir dies nicht durch negative selbsterfüllende Prophezeiungen oder nicht eindeutige Absichten verhindern. Denn es realisiert sich im Außen nur das, worauf wir den Laserstrahl der Absicht ausrichten, worauf wir uns hauptsächlich konzentrieren.

Wie schon in seinem ersten Buch *Alles kann sich ändern* demonstriert der Autor auch hier mit vielen praktischen Beispielen aus dem Alltag und aus seinen spannenden Reiseerlebnissen in Arabien, wie Absicht tatsächlich wirkt.

Zu beziehen in jeder guten Buchhandlung

Omega®-Verlag

G. Bongart & M. Meier (GbR)

Karlstr. 32
Tel.: 0241-16 81 630 •
e-mail: info@omega-verlag.de

D-52080 Aachen
Fax: 0241-16 81 633
http://www.omega-verlag.de

Fordern Sie auch unser kostenloses Verlagsverzeichnis an!

Weitere Bücher aus dem Omega-Verlag

Werner Ablass
Leide nicht - liebe
Über die Liebe zur Liebe ohne Objekt

202 S., gebunden, € 10,80 [D] • ISBN 978-3-930243-30-3

Auch als Hörbuch auf 2 CDs, 136 Min.

€ 16,20 [D] • ISBN 978-3-930243-40-2

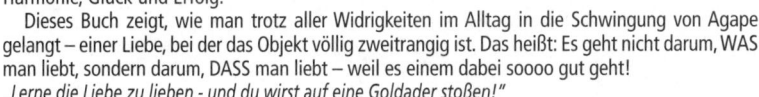

Alles im Kosmos basiert auf Schwingung und Resonanz. Wer leidet, befindet sich auf einer tiefen Schwingungsebene und zieht dementsprechend negative Lebensumstände an. Wer liebt, schwingt auf der höchstmöglichen Schwingungsebene und wird dadurch automatisch zum Magneten für Harmonie, Glück und Erfolg.

Dieses Buch zeigt, wie man trotz aller Widrigkeiten im Alltag in die Schwingung von Agape gelangt – einer Liebe, bei der das Objekt völlig zweitrangig ist. Das heißt: Es geht nicht darum, WAS man liebt, sondern darum, DASS man liebt – weil es einem dabei soooo gut geht!

„Lerne die Liebe zu lieben - und du wirst auf eine Goldader stoßen!"

Werner Ablass
Liebe ist die Lösung

230 S., gebunden, € 11,80 [D] • ISBN 978-3-930243-32-7

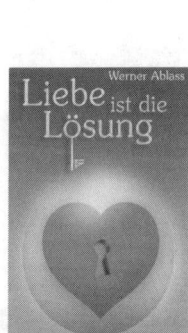

Leide nicht – liebe macht deutlich, daß und woran wir eigentlich leiden, wenn wir nicht glücklich sind, und bietet die heilende Schwingungsmedizin dafür.

Liebe ist die Lösung erhöht die „Potenz" dieser Schwingungsmedizin, die äußere und innere Widerstände auflöst, indem WIR uns von ihnen lösen.

Wer sich darin übt, alles zu lieben, für den löst sich so manches Problem wie von allein – entweder im Außen oder in ihm selbst. Meistens sind nicht die unliebsamen Situationen, Umstände und Menschen das eigentliche Problem, sondern die Art, wie wir sie betrachten und mit ihnen umgehen. Werner Ablass zeigt uns einen Weg, besser mit alltäglichen und außergewöhnlichen Widerständen umzugehen: Indem wir uns darin trainieren, negative Emotionen und Lebensumstände liebend zu akzeptieren, lösen wir uns aus unserer Verhaftung und gewinnen so eine neue Perspektive: die des liebenden Beobachters, der unser wahres Selbst ist.

Zu beziehen in jeder guten Buchhandlung

Omega®-Verlag   G. Bongart & M. Meier (GbR)

Karlstr. 32   D-52080 Aachen
Tel.: 0241-16 81 630 • Fax: 0241-16 81 633
e-mail: info@omega-verlag.de   http://www.omega-verlag.de

Fordern Sie auch unser kostenloses Verlagsverzeichnis an!

Weitere Bücher aus dem Omega-Verlag

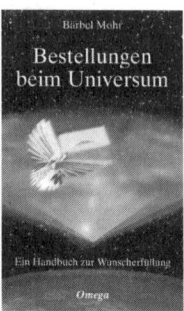

Bärbel Mohr

Bestellungen beim Universum
Ein Handbuch zur Wunscherfüllung

136 S., gebunden
€ 10,20 [D] • ISBN 978-3-930243-13-6

Bärbel Mohr zeigt, wie man sich den Traumpartner, den Traumjob oder die Traumwohnung und vieles mehr einfach „herbeidenken" und quasi beim Universum „bestellen" kann.

Sie bringt dem Leser bei, wie er auf seine innere Stimme hören, wie er sich selbst gegenüber eine stärkere Verpflichtung eingehen und sein Leben positiver gestalten kann. Zahlreiche kleine Anekdoten und Parabeln durchziehen das humorvoll geschriebene Büchlein, das durch Lebenstips für jeden Tag abgerundet wird.

Ein ideales Geschenkbändchen, das einen auf sonnige Gedanken bringt.

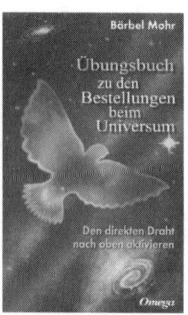

Bärbel Mohr

Übungsbuch zu den Bestellungen beim Universum
Den direkten Draht nach oben aktivieren

160 S., gebunden
€ 10,20 [D] • ISBN 9783-930243-38-9

„Beim Universum zu bestellen ist nichts anderes als sich zu vergegenwärtigen: Wie innen so außen oder: Das Äußere ist ein Spiegel unseres Inneren" – das heißt, die Bestellerfolge hängen vor allem von der inneren Einstellung des Bestellers ab. Häufig sorgen ungünstige unbewußte Verhaltensmuster und frühkindliche Prägungen für „automatische Dauerbestellungen", die das genaue Gegenteil des Erwünschten erbringen.

Die Autorin bietet hier zahlreiche spielerische Übungen an, die dabei helfen, innere Blockaden zu erkennen und zu überwinden und einen stabilen „Dauerdraht nach oben" herzustellen. Ferner gibt es entscheidende Hinweise für fortgeschrittene Universumsbesteller, einen „Bonustrack" für Geldbestellungen sowie viele weitere Anregungen, um die universelle Intelligenz in sich zu erwecken.

Zu beziehen in jeder guten Buchhandlung

Omega®-Verlag G. Bongart & M. Meier (GbR)

Karlstr. 32 D-52080 Aachen
Tel.: 0241-16 81 630 • Fax: 0241-16 81 633
e-mail: info@omega-verlag.de http://www.omega-verlag.de

Fordern Sie auch unser kostenloses Verlagsverzeichnis an!

Weitere Bücher aus dem Omega-Verlag

Bärbel Mohr
Der kosmische Bestellservice
Eine Anleitung zur Reaktivierung von Wundern

224 S., gebunden
€ 15,30 [D] • ISBN 978-3-930243-15-0

In diesem Buch vertieft Bärbel Mohr alle in ihrem Erfolgsschlager Bestellungen beim Universum angesprochenen Voraussetzungen zur Wunscherfüllung. In ihrem unnachahmlichen frech-fröhlichen, humorvollen Stil berichtet sie von den neuesten Bestellerfolgen, analysiert aber auch Mißerfolge und legt weitere Kriterien dar, die es im Umgang mit dem „kosmischen Bestellservice" zu beachten gilt. Außerdem hilft sie dem Leser, tiefverwurzelte Bedenken und Zweifel auszuräumen, die erfolgreiches Bestellen verhindern können. Ferner vermittelt sie eine Reihe extrem einfacher, aber wirksamer Rezepte zur Gestaltung der eigenen Realität und zur Reaktivierung von Wundern, die das Leben insgesamt leichter, erfüllter und fröhlicher machen. Zahlreiche zum Teil schier unglaubliche wahre Geschichten tragen zur idealen Grundschwingung für erfolgreiches Bestellen bei.
Ein hoch motivierender Lesespaß für Neueinsteiger und „Fortgeschrittene"!

Bärbel Mohr
Reklamationen beim Universum
Nachhilfe in Wunscherfüllung

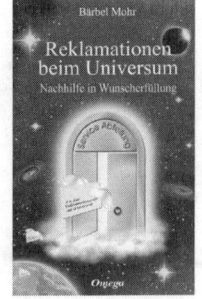

192 S., gebunden
€ 10,20 [D] • ISBN 978-3-930243-24-2

Wie man sich die Erfüllung seiner Wünsche beim Universum wie bei einem Versandhaus bestellen kann, erklärt Bärbel Mohr in ihrem Buch Bestellungen beim Universum. Was aber ist, wenn die Lieferung auf sich warten läßt? Nicht neu bestellen, sondern reklamieren, rät die Autorin. Wo? Natürlich beim Universum! Wie, das wird in dieser „Nachhilfe zur Wunscherfüllung" erklärt.

Häufig sind die Besteller einfach nicht offen genug, die Hinweise des Universums auf Lieferort und -zeitpunkt wahrzunehmen. Hier hilft der vorgeschlagene Wochenplan mit Übungen für jeden Tag, die eigene Intuition (und damit auch die Fähigkeit zur Lieferannahme) zu steigern.

Viel lernen kann der Leser auch aus den Bärbel am häufigsten gestellten Fragen zu ihren Büchern, auf die sie hier die Antworten vorstellt.

Mit vielen Tips, Tests und Antworten auf häufig gestellte Fragen.

Zu beziehen in jeder guten Buchhandlung

Omega®-Verlag   G. Bongart & M. Meier (GbR)

Karlstr. 32	D-52080 Aachen
Tel.: 0241-16 81 630 •	Fax: 0241-16 81 633
e-mail: info@omega-verlag.de	http://www.omega-verlag.de

Fordern Sie auch unser kostenloses Verlagsverzeichnis an!